免疫力：

战胜病毒的生活方式

何银萍◎编著

吉林科学技术出版社

图书在版编目（CIP）数据

免疫力： 战胜病毒的生活方式 / 何银萍编著 . --
长春：吉林科学技术出版社， 2023.1
ISBN 978-7-5578-9008-7

Ⅰ.①免… Ⅱ.①何… Ⅲ.①免疫学—普及读物
Ⅳ.① R392-49

中国版本图书馆 CIP 数据核字（2021）第 234892 号

免疫力：战胜病毒的生活方式

MIANYILI: ZHANSHENG BINGDU DE SHENGHUO FANGSHI

编　　著	何银萍	
出 版 人	宛　霞	
责任编辑	孟　盟	
封面设计	春浅浅	
制　　版	松　雪	
幅面尺寸	145 mm × 210 mm	
开　　本	32	
印　　张	6	
字　　数	130 千字	
页　　数	192	
版　　次	2023 年 1 月第 1 版	
印　　次	2023 年 2 月第 2 次印刷	

出　　版　吉林科学技术出版社
发　　行　吉林科学技术出版社
地　　址　长春市福祉大路 5788 号
邮　　编　130118
发行部电话 / 传真　0431-81629529　81629530　81629531
　　　　　　　　　　81629532　81629533　81629534
储运部电话　0431-86059116
编辑部电话　0431-81629518
印　　刷　金世嘉元（唐山）印务有限公司

书　　号　ISBN 978-7-5578-9008-7
定　　价　36.00 元
版权所有　翻印必究

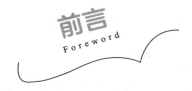

前言
Foreword

　　有些人身体状况总是不佳：咳嗽、流鼻涕、拖延不愈的流行性感冒、断不了根的肠胃病。为什么有人生病总是好不了，有人却能很快恢复健康？这其中的关键因素就在于我们身体的免疫系统——身体本身抵抗疾病能力的强弱。免疫系统能抵抗病毒、病菌和癌细胞的侵袭，是保卫人体健康的一道防线。

　　免疫系统功能不健全，使病原体有机可乘。当我们身体健康状况良好时，它们无法兴风作浪，但是一旦我们防卫系统"垮台"，免疫系统没有发挥正常功能时，严重的感染就会发生。艾滋病患者就处于"危机四伏"的情况当中，这种疾病的特征是免疫失调，免疫系统衰竭，使患者容易受细菌、病毒或真菌等感染。

　　一个免疫系统健全的人不容易生病，一些癌症病患或其他严重疾病的患者，因为接受抗癌等相关治疗，也有可能使免疫系统功能下降。免疫功能出现问题，身体会变得脆弱，容易受到各种微生物的侵袭。

免疫系统是身体对抗诸如细菌或病毒等病原体最好的防卫军。它是由免疫器官和组织、免疫细胞和免疫分子组成。当我们受伤时，它可以帮助伤口愈合，并且保护我们身体免受外来病毒的侵袭。它也可以防止我们身体细胞再生时由基因突变引起的肿瘤病变。

两军交战，自然是兵强马壮的一方胜出，一支羸弱的军队很快就会对入侵者投降。我们的身体也是同样的道理。当微生物攻击人体时，健康的免疫系统就会立即投入战斗。

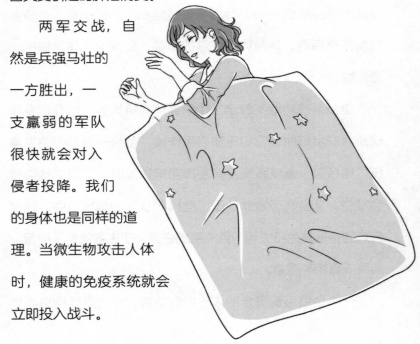

以两个人面对同样的流感病毒为例，一个人病得很严重而另一个人却没事；虽然他们面对相同的病毒威胁，却只有那个免疫系统较弱的人得了重感冒。细菌、病毒和其他一些微生物是引起许多疾病的罪魁祸首，可是一旦遇上强大的免疫系统，它们就没有用武之地了。强大的免疫系统能保护我们免受感染的侵害。显然，大多数疾病都是由于免疫系统"故障"所引起的。

　　我们的免疫系统在身体羸弱时会出现"故障"。免疫系统需要人们健康的饮食和适量的休息才能维持正常的运作，因此营养不良及压力过大都会使我们更容易生病。

　　孱弱的免疫系统使我们在高传染性的疾病面前更容易被感染，例如，严重急性呼吸综合征（SARS）、脑膜炎、肝炎、流感、肺结核。孱弱的免疫系统还能引致癌症的产生。在一般情况下，我们的免疫细胞会不停地在身体各处巡逻，杀死变异细胞，防止癌症的生成。有研究指出，孱弱的免疫系统无法快速识别和摧毁这些癌细胞，从而导致癌症在人体内无法控制地蔓延开来。

　　有研究发现，一些癌症患者被宣判只有几个月的时间可以存活，可是经过五年，他依然健康，而且还找不到癌细胞的存在；艾滋病虽然可怕，但是仍有少数人的血液中虽有艾滋病病毒的存在，可是过了五年、十年，并未出现任何艾滋病的症状。这种差别就在于免疫力的强弱，大部分的疾病都是因为免疫系统失调造成的，只要免疫力够强，就能抵抗大部分的疾病。

大家要有意识地提高自身免疫力，保持平和的心态，进行适度的锻炼，加强饮食管理。希望通过本书，能对大家提高自身免疫力有一些帮助！

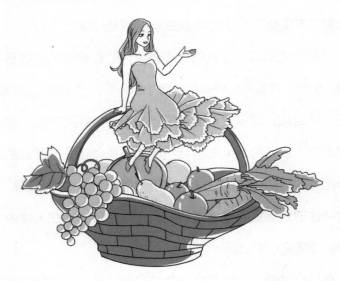

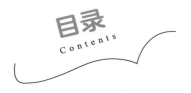

目录
Contents

01 认识免疫力   001

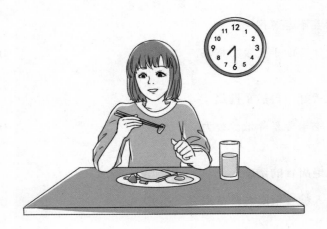

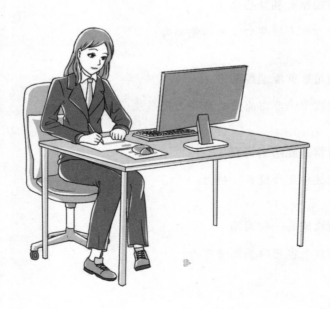

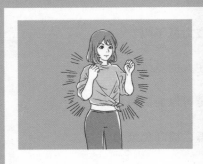

免疫力是保卫人体健康的一道防线

♥　♥　♥

免疫系统能抵抗病毒、病菌和癌细胞的侵袭。

认识免疫力

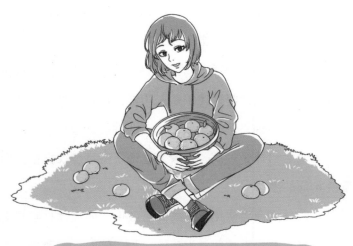

免疫力是最好的医生

健康生活离不开营养均衡

免疫系统与饮食有很大关系

在人类史上，人体一直不能免于疾病的困扰。免疫相关疾病的增加有很多原因，追根究底则与我们所吃的食物品质有关。今天的食物大多含有防腐剂及农药，高度精制的食物缺乏人体所需的维生素、矿物质及酶。而我们体内的免疫系统急需我们为其提供营养，才能发挥有效的功能。

科学家已经发现愈来愈多的食品会影响正常的免疫系统功能，例如，营养不良会降低免疫系统功能，污浊空气中的毒性物质容易造成免疫系统失调，导致诸如系统性红斑狼疮、风湿热及系统性血管炎等自体免疫病。一般人也都了解某些饮食会严重影响血管性疾病的患者。

显然，营养失调会使免疫系统失去效率，而人体也容易受病毒等感染，甚至有引发术后并发症的风险。健康人的免疫系统对疾病的免疫反应快速而有效，当身体已经营养不良或有慢性病时，其免疫系统即会变弱，以至让疾病有机可乘。因此，在日常生活中摄取适当的营养对人体的健康非常重要，待身染疾病才开始注意营养，则未免太迟了。

由于免疫系统的强度及功能绝大部分取决于饮食，因此，一旦营养失调，受影响最深、最大的也是免疫系统。而免疫系统一旦受损，人体也容易被感染，特别值得留意的是，此种损害通常难以弥补。饮食中蛋白质不适当时，会抑制体内蛋白质的合成，使抗体浓度降低。近来对非洲儿童的研究显示，早年非洲儿童的营养不良会造成免疫系统的不健全，容易导致以呼吸道及胃肠道为主的重复感染。

人体的免疫功能与每天所摄取的营养息息相关，因此每日均衡的饮食对人体的健康显得尤为重要。

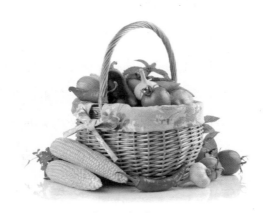

补充营养不容忽视

科学饮食有助于免疫力提高

人体免疫力大多取决于遗传基因，但环境的影响也很大，其中又以饮食——吃进去的东西起决定性作用。所以要提高免疫力，补充营养不能被忽略掉。

人体的免疫系统总是在与人体内外部的致病因子作持久战，以阻止其对机体的危害。已被证实的致病因素有很多：细菌、病毒、吸烟、酗酒、环境污染物质、阳光紫外线、精神压力、不良饮食以及人体自身产生的变异细胞。免疫系统在与其斗争中，每时每刻都在生产数以百万计的免疫细胞：T 淋巴细胞、B 淋巴细胞、天然的杀伤细胞和吞噬细胞。在与致病因素进行旷日持久的斗争中，免疫系统从何处获得它生产抗体的基本生物活性物质，它的活力保持依靠的是什么？

科学研究得出，人体免疫系统活力的保持主要靠食物。食物中有多种营养素能刺激免疫系统，提高免疫力，如果缺乏这些成分，会严重地影响身体的免疫功能。

营养素对免疫力的重大影响

蛋白质

蛋白质是构成白细胞和抗体的主要成分，实验证明，蛋白质严重缺乏的人，会使得免疫细胞中的淋巴细胞数目大量减少，造成免疫功能严重下降。

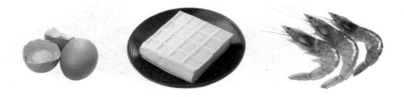

β-胡萝卜素

人体缺乏 β-胡萝卜素时，会严重削减身体对抗病菌的能力，并使人易患眼病。

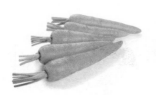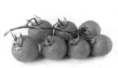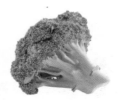

维生素 B₆

维生素 B₆ 缺乏时会引起免疫的退化，导致胸腺萎缩，淋巴细胞数目减少等。

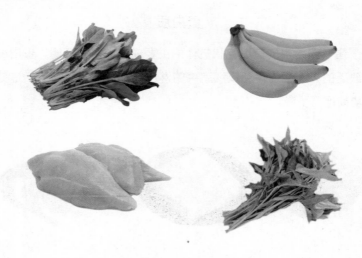

维生素 C

维生素 C 能刺激体内制造干扰素（一种抗癌活性物质）。干扰素能破坏病毒以减少与白细胞的结合，保持白细胞的数目。正常人在患感冒后，维生素 C 会被急速地消耗掉，因此，感冒期间注意多补充维生素 C，可提高人体免疫力，减轻感冒症状。

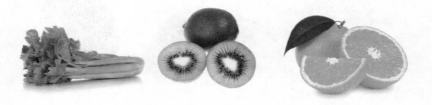

维生素 E

维生素 E 能增加抗体，以清除细菌和癌细胞。而且维生素 E 也能维持白细胞的稳定性，防止白细胞的细胞膜产生过氧化反应。注重补充维生素 E 的 60~70 岁的老年人，其免疫应答常相当于 40 岁的中年人。

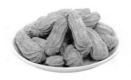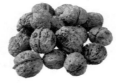

除此以外，营养素中的叶酸、维生素 B_{12}、泛酸和铁、锌、铜、镁、硒等矿物质都和免疫功能有关联，人体缺乏时，都会严重影响免疫系统功能。这些物质有的能激活人体内上百种对生命具有重要意义的激素和酶，有的能使 T 淋巴细胞在与细菌和病毒斗争时显得更为活跃，但更多的是，它们能提供免疫系统生产抗体所需要的物质，从而确保抗体维持在一定水平。

科学家们认为，免疫系统在与致病源的斗争中，免疫细胞总是大量地与敌人同归于尽，这会加重免疫系统负担，过多消耗免疫球蛋白。这就要求人们科学饮食，多食用有助于维护免疫系统功能的食物营养素。

从预防疾病的角度讲，重要的在于保持食物的多样性，少食对机体明显有害的食物，才能使我们的免疫系统强大起来。

早餐吃得好，自然更健康

人们经过一夜的休息，早晨起来开始活动、工作，可这时肠胃却处于空虚状态，如果能及时进食，补充足够的营养，大脑也就有了充足的能量，进而使自己精力充沛。

现在很多上班族为了赶时间，没有时间吃早餐；或者刚起床，没胃口；或者没有吃早餐的习惯……其实，长期不吃早餐的恶果远比想象中的可怕。

长期不吃早餐，不但会引起全天能量和营养素摄入不足，而且会损伤肠黏膜，导致消化系统的疾病，从而引起营养不良。久而久之，全身的免疫力就会大大下降。

对于上班族和处于生长发育期的青少年来说，早餐更具有特殊意义。人体所需要的能量主要来自糖，其次靠脂肪的分解氧化。早餐是大脑活动的能量之源，如果没有进食早餐，体内无法供应足够血糖以供消耗。早饭与头一天晚饭间隔时间多在 10 小时以上，胃处于空虚状态，不吃早餐会使人体血糖不断下降，造成倦怠、疲劳、精力无法集中、思维混乱、反应迟钝、精神不振。每天上午是脑力劳动和体力劳动的重要阶段，大脑需要尽早地兴奋起来，早餐则是启动大脑的"开关"。由此可见，吃好早餐十分重要。

那么，什么样的早餐才是最理想的呢？其实早餐应该遵循以下三个基本原则：

1

各种食物
要合理搭配

营养学家指出，早餐应该品种丰富，可根据不同喜好，分为3~5种食物相互搭配进食。一般早餐食物应按照"主副搭配、荤素搭配、粗细搭配、多样搭配"的基本原则，尽可能做到每天有粮有豆、有肉有菜、有蛋有奶。

如以一个香蕉、苹果或橙子，两个李子或猕猴桃作为一份水果，另外加上原味酸奶和一个全麦面包，或者全麦面包、咸肉及一个西红柿，或者一个煮鸡蛋、全麦面包和红腰豆等。

2

早餐进食
宜热不宜冷

如果在早餐中直接饮用冷果汁，虽说可以提供营养成分，帮助清理体内废弃物，但应注意的是，早晨刚起床，人体内的肌肉、神经及血管都还呈现收缩的状态，这时进食冰冷的食物，会使体内各个系统更加挛缩，血流更加不顺，损伤身体免疫力。

所以说，早餐最好不要吃凉食物，更不要先喝像冰蔬果汁、冰咖啡、冰红茶、绿豆沙、冰牛奶等冷食。

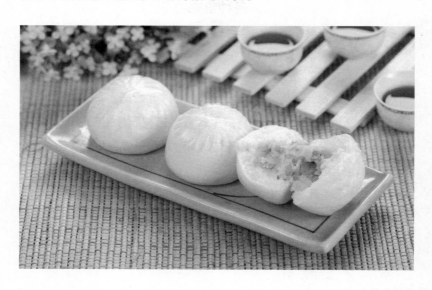

3

早餐食物
宜稀不宜干

清晨，人的胃肠道功能尚未由夜间的抑制状态恢复，消化功能弱，食欲也不好，此时若只吃一些缺乏水分的干燥食物，肯定吃不多，也不容易消化。同时，人们通过一夜睡眠，机体消耗了不少水分，已经处于相对脱水状态，应当及时补充定量的水分。喝粥、牛奶、豆浆等不仅有利胃肠道消化，还能有效预防某些心脑血管疾病的突发。起床后先喝一杯淡蜂蜜水或白开水滋润肠胃也是养生的秘诀之一。

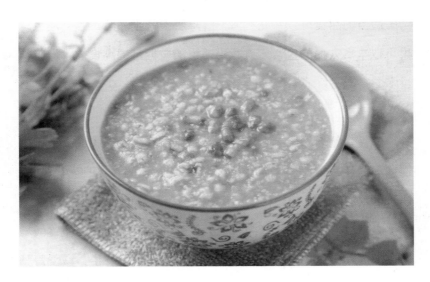

学会拒绝甜食的诱惑

从水果到饮料，从牛奶到甜点，现代人的饮食越来越离不开糖，尤其对于许多人来说，甜食总是充满着无限的诱惑。但是，糖能够通过很多的途径使人衰老，使皮肤更快地产生皱纹，并使身体发胖，出现早衰现象，最终还会彻底摧毁人的免疫系统。研究表明，长期高糖饮食者的平均寿命要比正常饮食者短 10～20 年。

适当的甜食可以补充气血，解除肌肉紧张和解毒等，而且糖果可以丰富人们的生活，点心中适当加些糖可提高食欲。但吃得过多，甚至嗜好成癖，不但无益，反而有害。

据研究证明，某些癌症竟与多食甜食有着一定的关系。糖是一种酸性食物，如果大量食用，会使体内酸碱平衡失调，呈现中性或弱酸性环境，这样会降低人体免疫力，削弱白细胞抗击外界病毒进攻的能力，加之钙量不足，可成为致癌的诱发因素。

吃糖过多，糖在人体内表现为较强的有机酸，它促使胃酸增多，加重胃病患者的疼痛，造成胃溃疡等疾病的发生，减慢胃肠道蠕动，造成便秘。吃糖过多，在肾脏中产生高浓度的草酸，草酸与钙产生化学作用，生成草酸钙沉淀，就是尿道结石和肾结石的成分。据统计，结石患者多爱甜食。

长期摄入糖量过多可促使动脉粥样硬化和冠心病的发病率增加。西欧和美国等国的高血压、动脉硬化、冠心病、肥胖病、糖尿病的发病率之所以高，与他们的高糖高脂饮食有关。

但是，完全拒绝吃糖是一件非常困难的事情，糖的健康吃法是与食物一起少量食用，以便减慢糖的消化速度，防止血糖因迅速上升而引起精力和情绪上的巨大波动。吃糖的时候，最好和高纤维素食物一起食用，如蔬菜、天然谷物等。

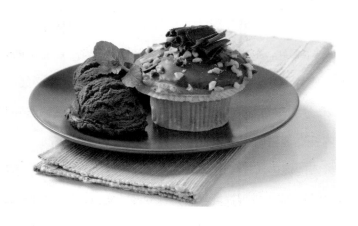

蜂蜜能让人体得到均衡的营养

蜂蜜中含有 80% 的糖类及少量蛋白质，都是以活性的形式存在的，不需经过转化就可以直接被人体吸收。它所含的糖类大都是单糖类，能迅速变成我们所需的能量。因此，蜂蜜作为一种独特的营养健康品，经常食用可以让人体得到均衡的营养，活化各种器官功能，提高人体免疫力。

为了保持强健的体魄，人体必须补充适当的营养，以缓解疲劳和恢复体能。服用蜂蜜就是一个较好的办法，它能帮助人体迅速消除疲劳，并能增强体力。蜂蜜中所含葡萄糖，不必经过消化，服用 20 分钟左右就能被吸收并进入到血液中，然后输送到肝脏，为体内补充能量。

蜂蜜能促进新陈代谢，提高人体免疫力，提高造血功能和组织修复作用。近年来发现蜂乳含有特殊的蜂乳酸，对防治恶性肿瘤有效。

蜂蜜具有促进食物消化的功效。这是因为蜜蜂唾液内含有的淀粉酶、转化酶以及蜂蜜内各种有机成分，均可帮助消化，促进代谢，并刺激细胞的各种功能活化，尤其对胃消化作用帮助很大。

除此之外，蜂蜜中还含有多种转化酶和各种单糖，它不像精细砂糖、蛋白质、脂肪那样不易消化。单糖（葡萄糖与果糖）经过消化后，在消化系统中很容易被吸收而进入血液，从而维持胃肠系统正常运行。

蜂蜜提取物对痢疾杆菌、伤寒杆菌、大肠杆菌、副伤寒杆菌、布氏杆菌、肺炎杆菌、绿脓杆菌等均有不同程度的抑制作用。

蜂蜜对血糖有双重影响。低浓度的蜂蜜能引起血糖下降，高浓度的蜂蜜使血糖上升。由于蜂蜜中含有乙酰胆碱和葡萄糖，当蜂蜜浓度低时，乙酰胆碱的降血糖作用会超过葡萄糖的升血糖作用。反之，当浓度高时，葡萄糖的升血糖作用就会超过乙酰胆碱的降血糖作用。

实验结果证明：蜂蜜可延缓女性生理上的衰老，并能缓解更年期所引起的倦怠感、失眠、脱发、心悸、耳鸣等症状。经常食用蜂蜜制品，可使女性保持更长的青春时期，使外表更显年轻。

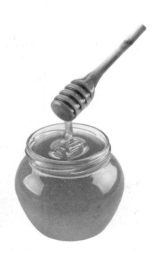

蜂蜜可以提供自主神经所需要的一切营养成分，促进脑细胞活化，对治疗疾病也有显著疗效。

健康是吃出来的

食物吃对了，免疫力就提高了

　　自然界中的天然抗癌物质广泛存在于新鲜水果和蔬菜中，这些食物富含维生素及微量元素、多糖类和食物纤维，同时能供给机体一定量的粗纤维，以保持大便的通畅，对防止肠癌有积极意义。富含维生素的食品可减少自由基对细胞的伤害，还可以降低毛细血管壁的通透性，使之成为一个屏障，阻止病毒进入人体组织，保护机体器官。

　　如果你想强化自己的免疫系统，那就请多吃胡萝卜、杧果、南瓜、红薯等橙色食品；如果想保护心脏，就多吃葡萄、红酒、李子、黑莓等紫红色的食品。

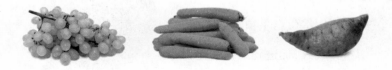

如果你这样吃，势必提高你的免疫力

每天一碗鸡汤

鸡肉中含有人体所必需的多种氨基酸，营养丰富，特别是其中所含的半胱氨酸可以提高人体的免疫力。研究证明，喝鸡汤能够预防感冒和流感等上呼吸道感染性疾病。

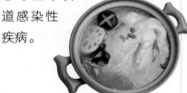

常吃大蒜、洋葱

大蒜和洋葱对改善体质有良好的作用。大蒜具有杀菌、杀毒功能，能抗病毒、提高人体免疫力。不过，大蒜应生食，因为大蒜中所含具有提高免疫力功能的有效成分——大蒜素，其在加热的过程中会失去功效。洋葱也是一种天然的杀菌、杀毒食物，可以有效地抵抗病毒和细菌。

饭前吃水果

饭前1小时吃水果，有一定的开胃作用，特别是酸甜口味的水果，对食欲低的人群而言，饭前吃水果可增加胃肠道蠕动，刺激胃酸、胃蛋白酶和胆汁的分泌，有利于正餐的消化和吸收。

生吃蔬菜

蔬菜中含大量干扰素诱生剂，有防病抗癌之功效。但蔬菜的这种有益成分很娇嫩，不耐高温，故宜生吃。

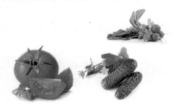

你了解自己的健康状态吗？

平衡的免疫系统最健康

　　你了解自己处于怎样的健康状态吗？你会对一些细微的变化给予关注吗？

　　下面是英国著名营养学家詹妮弗·米克提出的免疫系统遭遇麻烦时的早期警告：

头发	脱发，质地或颜色发生变化、干枯或多油、生长缓慢
头部	钝痛、活动时疼痛、脸红有烧灼感、眩晕、视物模糊、头昏眼花
眼睛	眼白发黄、充血、痒、刺痛、暗淡无光、眼球转动时疼痛多泪、视力下降、易疲劳
耳朵	痒、疼痛、耳鸣、听觉失灵、分泌物异常
鼻子	流鼻涕、痒、疼痛、鼻塞、呼吸困难、嗅觉减退、打喷嚏
口腔	味觉异常、有异味、舌苔变厚、溃疡、牙龈出血、龋齿、咀嚼困难、唾液分泌异常
脖子	活动时感觉僵硬或疼痛

喉咙	疼痛、扁桃体肿大
消化系统	消化不良、打嗝儿、胃灼热、胀气、疼痛、便秘、腹泻
肌肉	无力、疼痛、麻木、松弛、紧张、容易受伤
关节	僵硬、红肿、疼痛
皮肤	斑点、皮疹、颜色改变、干燥起皮、小脓疱、新生或改变了的痣或体毛、晦暗、紧绷、红肿、体臭
指甲	变硬、白斑、灰色、易劈裂
兴奋度	变低、间歇性改变、不稳定、极度活跃、对食品（如咖啡或其他刺激物）产生依赖
睡眠	质量差、易惊醒、睡得过沉、睡不着、盗汗、多梦
精神状态	注意力不集中、记忆力差、丧失兴趣、健忘
食欲	贪吃、厌食、易饥饿
情绪	抑郁、伤感、易波动、易怒、有挫折感、悲观绝望

免疫系统愈强，病毒愈不容易发挥作用。

过度活跃的免疫系统会产生问题，它可能导致过敏或自体免疫疾病的发生。过敏是免疫系统对某些没有威胁性的物质，如花粉、动物皮毛等，产生过度反应的结果。当免疫系统分不清敌我而攻击自己的细胞或组织的时候，自体免疫性疾病就会发生。对于自体免疫性疾病的治疗，如类风湿关节炎、多发性硬化、系统性红斑狼疮、胰岛素依赖性糖尿病、银屑病、肌纤维痛和肠炎等，一般都给予患者药物抑制他的自体免疫反应，但是这样做会削弱体内免疫系统，而在这种情况下，人们就比较容易患上癌症和各种病毒性感染。况且药物也只能发挥抑制症状的效果，而无法治疗疾病。

平衡的免疫系统最健康。健康的人身上，都有一个设计巧妙、均衡运作的免疫系统，它能恰如其分地去抵抗病菌感染，治疗伤口，杀死癌细胞。良好的免疫系统不会过度反应也不会反应不及，当它的功能运作良好时，数量适当、形式健全的免疫细胞和免疫分子就会共同合作而对付入侵者，并且将它一举歼灭。恰当的免疫反应让我们拥有健康。

当我们的免疫功能无法正常运作时，我们就容易受到疾病的感染。而造成免疫系统功能不良的原因很多，诸如遗传、化学或放射线治疗、运动过度，老化、压力或是饮食不均衡等因素都可能使免疫系统不能完全发挥功能，因而容易使我们得病。

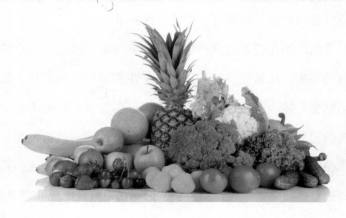

吃对维生素作用大

要想有一个坚固的免疫系统，维生素的功用不可小觑。在维生素家族中，一般人都知道，维生素 C 是提高人体免疫力的主力军。然而，事实上不仅维生素 C 可以提高人体的免疫力，B 族维生素和维生素 A 等也能起到相同的作用。下面，我们就来分析一下维生素是怎样提高人体免疫力的。

维生素 A

维生素 A 是一种无色的脂溶性维生素。现代医学研究表明，维生素 A 能促进生长发育，提高机体对蛋白质的利用率，加快细胞分裂，刺激新的细胞生长。维生素 A 能维护上皮细胞组织，如消化道、呼吸道、泌尿道的正常生长，抵御传染病。当维生素 A 供给不足时，上皮细胞组织会变性，人体免疫力就会被削弱。

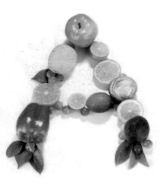

B 族维生素

　　如果你总是被疲劳困扰，总也离不开浓茶和咖啡的陪伴，那就说明你身体的免疫力正处于低谷期，你急需补充 B 族维生素，才能将"过劳死"扼杀在摇篮里。B 族维生素在免疫力方面的重要意义是，任何一种 B 族维生素的缺乏都会导致人体的免疫力大降。

　　在 B 族维生素中，维生素 B_1 和维生素 B_2 的免疫角色最为重要。维生素 B_1 可以促进糖的代谢，维持神经系统正常运作；维生素 B_2 能让体内的糖、蛋白质、脂肪顺利代谢。当人体缺乏这两种维生素时，失眠、倦怠就会随之而来，人体的免疫力也会因此而大大降低。

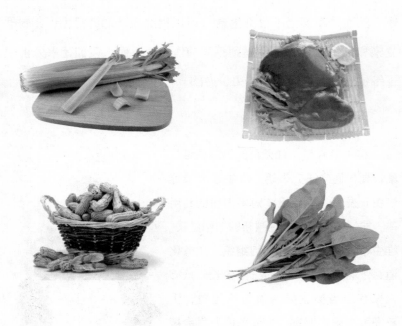

维生素 C

维生素 C 具有预防感冒的作用，这已是尽人皆知的事实。这主要是因为维生素 C 能刺激体内产生干扰素（一种参与抗癌的活性物质）干扰病毒，进而减少白细胞与病毒的结合，保持白细胞的数目。而在感冒期间，人体白细胞中的维生素 C 会急速消耗，因此需要大量补充维生素 C，以提高免疫力。在感冒多发的季节，成人补充1000 毫克维生素 C 就可以增强体内白细胞吞噬细菌和病毒的能力，从而提高免疫力。维生素 C 还可以防治维生素 C 缺乏症，因而又叫抗坏血酸。

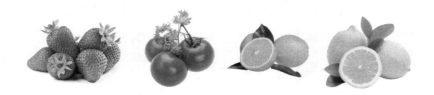

维生素 E

维生素 E 是一种脂溶性维生素。现代医学研究发现，维生素 E 是一种高效抗氧化剂，可阻止有毒自由基对机体细胞组织的伤害，维持肌肉的正常生长发育，保持机体内细胞膜的完整性和正常生理功能，并能有效地减少细胞中脂褐质的生成，保护细胞，从而起到增强人体免疫功能的作用。

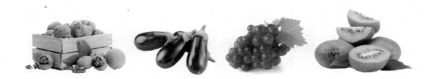

人的抗病能力越来越弱？

免疫组织在身体不适时会自动反击

有人说人体堪比设计精密的计算机，其实人体比计算机更精密，计算机的杀毒软件尚需安装才能起到一定的防护作用，而且对有些病毒无计可施，但人体生来自有免疫力，这种防护是全方位的，只要免疫组织检测到人体受到"攻击"，就会自动"调兵遣将"进行反击。

但是，在我们的生活里，已经习惯了一生病就看医生、吃药、打针，总之就是想尽各种办法寻求外援，身体的免疫力还没来得及发挥作用就已经被阻拦了。比如：一些传染性疾病一般只得一次，如天花，人得过一次天花后，就会对天花病毒产生抗体，当这种病毒再次侵犯时，人体自身就能进行有效抵御，病毒也就无法伤害我们了。而如果我们总是在疾病初起时就立刻服用某种药物，慢慢你就会发现，自己对这种病没有任何抵抗能力，就像流感，有的人被传染后马上就吃药、打针，但以后每次流感来袭时，照样还是会被传染；而有的人根本不把流感当回事，流感也就很少找上门了。为什么积极治疗的人却反倒更容易染病呢？这就是由于身体的免疫力长期闲置，以致"罢工"，身体的抗病能力已经非常弱。

老百姓经常说"小毛病扛一扛就过去了"，其实这是有道理的，身体出现不适时，不要急着吃药打针，先让免疫力显显身手，特别是像感冒、头疼、咳嗽、口腔溃疡之类的小毛病，一般通过饮食调节再加上自身的免疫调节就能治好。不过如果是外部伤口或者来势汹汹的急症、重症，最好还是尽快去找医生进行诊断治疗，只靠免疫力肯定是不行的。

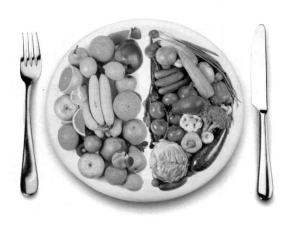

为什么有人特别容易生病

免疫力衰弱会给疾病可乘之机

而今，人们总是有这样那样的不适，咳嗽、流鼻涕、挥之不去的流行性感冒，断不了根的肠胃病……对这些疾病，有些人很快就能战胜它们，身体康复很快，但有些人恢复却很慢，甚至恢复不了，这是什么原因呢？其实，这是免疫力强和弱的分别。

免疫力是人体自身的免疫机制，是人体识别和消灭外来侵入的任何异物（病毒、细菌等），处理衰老、损伤、死亡、变性的自身细胞以及识别和处理体内突变细胞和病毒感染细胞的能力。如果免疫力强，邪气就无法兴风作浪；如果免疫力低下，就会给疾病可乘之机。同样，生病时，免疫力强的人可以从疾病中很快复原过来；相反，如果免疫力比较差，人体免疫能力没有发挥正常功能时，人就很难战胜疾病。艾滋病患者就处于"危机四伏"的情况当中，这种疾病的特征是免疫失调、免疫力衰竭，使病人容易受细菌、病毒或真菌等微生物感染。

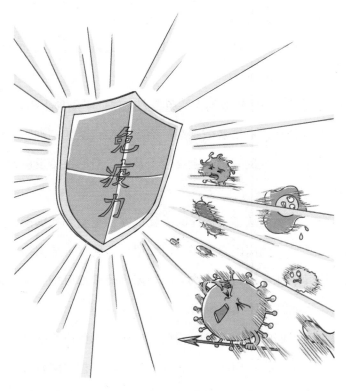

　　免疫力是阻止外邪、防止疾病入侵的盔甲，所以我们要提高免疫力。但免疫力是不是越强越好呢？研究发现，免疫力过度活跃也会产生问题，它可能导致过敏或自体疾病的发生。过敏是免疫能力对某些没有威胁性的物质，如花粉、动物皮毛等，产生过度反应的结果。免疫系统过分活跃就分不清敌我，就会攻击自己的细胞或组织，导致自体免疫反应。对于自体免疫性疾病的治疗，如类风湿关节炎、多发性硬化、胰岛素依赖性糖尿病、银屑病、肌纤维痛和肠炎等，一般都给予病人药物抑制他的自体免疫反应。但是这样做会削弱体内免疫力，而在这种情况下，人们就比较容易患上癌症和感染各种病毒。况且药物也只能发挥抑制症状的效果，而无法治疗疾病。

由此可见，身体健康的人，免疫力应该处于一种平衡的状态，它能恰如其分地去抵抗病菌感染，治疗伤口，杀死癌细胞。良好的免疫力不会过度反应也不会反应不及，恰当的免疫反应让我们拥有健康。

当免疫功能无法正常运作时，我们就容易受到疾病感染，而造成免疫力低下的原因有很多，诸如遗传、化学或放射线治疗、运动过度、老化、压力或是饮食不均衡等因素都可能降低人体的免疫力，因而容易使我们得病。

总之，我们的身体幸好有这么一支精密的免疫军队呵护着，这支军队从不轻视任何敌人，而且时时刻刻都在提醒着我们注意它们的存在，我们要像保护心脏一样保护这支精锐的军队，让它们保卫好我们人体的健康之国！

你的免疫系统是何状态？

　　我们要学会经常维护免疫系统，使它处于最佳的状态。只要免疫系统正常工作，就不会滋生免疫性疾病。只有当它出现故障，识别功能遭到破坏的时候，才会发生自身免疫性疾病，此时它会把人体里正常的细胞当成敌人，进行攻击。

　　詹妮弗·米克研究发现，通过表象、症状、饮食习惯和生活方式方面的测试就可以了解人的免疫系统是否强大。

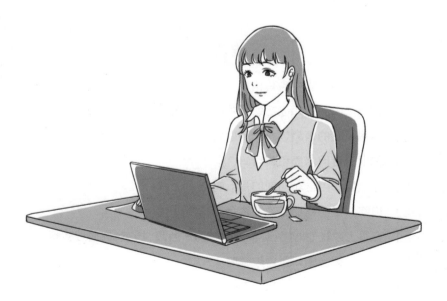

☐ 你每年患感冒 3 次以上吗？

☐ 你是否发现自己感染疾病后（感冒或其他疾病）很难自愈吗？

☐ 你容易感染鹅口疮或膀胱炎吗？

☐ 你每年通常使用两次或更多次抗生素吗？

☐ 你某一年出现过体质大幅度下降吗？

☐ 你的家人有过癌症病史吗？

☐ 你现在服用药物吗？

☐ 你患有某种炎症性疾病，如湿疹、哮喘或关节炎吗？

☐ 你受到过花粉症的困扰吗？

☐ 你患有过敏性疾病吗？

饮食

☐ 你每天的饮食中含有比较多的酒精吗？

☐ 你每天喝的水（包括饮料中所含的水分）少于 1 升吗？

☐ 你每天吃的糖超过一大汤匙吗？

☐ 你很少食用水果和蔬菜吗？

☐ 你大量食用含添加剂的食品吗？

☐ 你吃大量的精加工或快餐食品吗？

☐ 在早上或其他时间，你需要提神的东西吗，如茶、咖啡或香烟？

☐ 你在白天会感到昏昏欲睡吗？

☐ 你每周吃肉超过 5 次吗？

☐ 你在正餐之间会吃大量加工食品或用它们来代替正餐吗？

生活方式

- ☐ 你每天接触日光的时间是否少于 1 小时吗？
- ☐ 你很少进行锻炼吗？
- ☐ 你的工作需要长时间坐着吗？
- ☐ 你吸烟吗？
- ☐ 你生活或工作在多烟的环境中吗？
- ☐ 你的睡眠质量很差或起床时头脑不清醒吗？
- ☐ 你对生活的很多方面感到不满意吗？
- ☐ 你很容易变得情绪低落、生气、焦虑或易怒吗？
- ☐ 你体重超标吗？
- ☐ 你常在匆匆忙忙中或压力下进食吗？

○ 测试结果

回答"是"的次数越多，就说明你的免疫系统越有可能处于疲劳的状态。每个"是"代表 1 分。

≥ 20 分：如果你想拥有一个较强的免疫系统来维持健康，那么就需要对饮食和生活方式做一些大的改变。

≥ 10 分：你的免疫系统处于中等水平，还存在一些脆弱的环节。看看你回答"是"的那些问题，想想办法来改变你的饮食和生活方式，使答案变成"否"。

< 10 分：你做得相当好，免疫系统已经很强。要想做得更好，不妨注意一下你回答"是"的那些问题，想想办法改变你的饮食和生活方式，使它们的答案变成"否"。

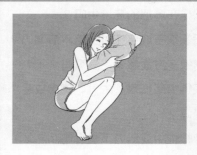

免疫力是保卫人体健康的一道防线

♥ ♥ ♥

　　免疫系统一旦受损，人体也容易感染，这种损害通常难以弥补。

提高免疫力

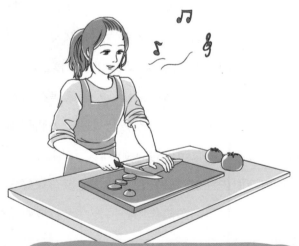

优化自身的免疫功能

大蒜对人体有强大的护卫作用

大蒜提取物的活性成分可刺激免疫细胞

大蒜温中健胃,消食理气,杀菌除湿,破恶血,攻冷积,解毒。可治饮食积滞、水肿胀满、肺结核、百日咳、痢疾等病。

大蒜生吃抗菌效果最好,但生吃也有讲究,不可空腹食用。要有时间间隔,患有肝、胃、膀胱疾病者不宜生食,患有眼疾、心脏病、习惯性便秘的患者宜少吃大蒜,患有肠炎、腹泻的患者不宜食大蒜,吃大蒜时忌食蜂蜜,阴虚火旺者忌食。

大蒜的挥发物质大蒜汁、大蒜浸出液及蒜素等在试管里对多种致病菌如葡萄球菌、链球菌、白喉棒状杆菌、大肠杆菌、结核分枝杆菌和霍乱弧菌等都有明显的抑制或消杀作用。

用大蒜注射液肌内注射对散发性单纯性流感有较好效果,用10%的大蒜汁滴鼻也可起到预防作用。另外,大蒜液对沙眼衣原体也具有抑制作用。

大蒜能降低血脂,有学者发现在油腻的食物中加入一点蒜泥,食用者的胆固醇含量便不再增高。机制是大蒜可阻止参与脂肪酸和胆固醇合成的酶发挥作用。近年来，研究者发现大蒜的某些活性成分能抗血栓形成，吃下大蒜1小时后，血小板的凝集即受到强有力的抑制，这种效应在缺血性心脏病患者中更为显著。

长期吃大蒜的人，胃内强致癌物 N- 亚硝基化合物的前体亚硝酸盐的含量低于不吃蒜者。多吃大蒜可减少患胃癌的概率。

大蒜中的化合物能提高营养物质的吸收和利用，使人体生理功能正常运转，能量的供应得到更好的保障。

当人体的免疫细胞数量下降、活力减弱时，人体的免疫力就会降低，十分容易遭受外界致病微生物侵扰而产生疾病。大蒜提取物的活性成分可刺激免疫细胞，使其更加活跃，更加尽责地对所进入体内的细菌、病毒严加"盘查"，还能刺激免疫细胞的数量增长。这样，体内有了强大的护卫，自然有利于健康长寿。

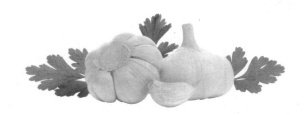

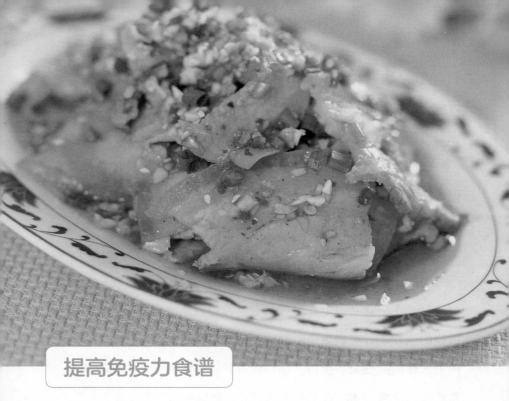

蒜泥白肉

材料

猪肉、蒜泥、姜末、葱花、酱油、红油、白糖、清汤、香醋、盐

做法

1. 锅中加入水，烧至水沸后下洗净的猪肉，煮熟捞出，沥干，切成薄片，整齐地装入盘内。
2. 小碗内放入蒜泥、姜末、酱油、香醋、白糖、盐、红油、清汤调匀，浇在猪肉片上，撒上葱花即可。

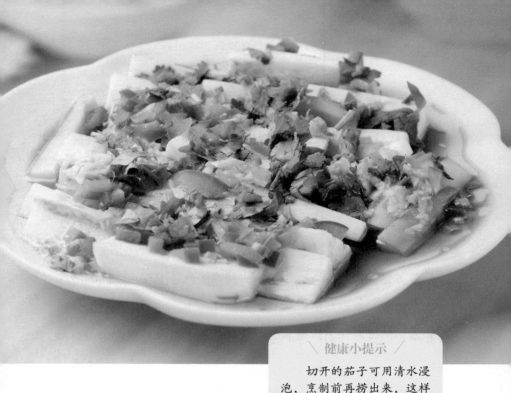

蒜蓉蒸茄子

材料

茄子、青椒粒、蒜蓉、香菜碎、盐、鸡粉、生抽、香油、植物油

做法

1. 将洗净的茄子去皮，切成条，装盘，撒上盐。
2. 蒜蓉盛碗，加入青椒粒、盐、鸡粉、生抽、植物油、香油拌匀，浇在茄子条上。
3. 把茄子条放入蒸锅中，蒸 5 分钟至熟透后取出，撒上香菜碎即可。

芦笋是减肥必选蔬菜之一

芦笋是提高免疫力和燃烧脂肪的理想食品

芦笋是一种碱性食品，其中的碱性成分可中和人体内的酸性物质。因此，常食芦笋可改变体内酸性环境，调节酸碱平衡，避免和减轻酸性产物对身体的危害。关节疼痛患者长期食用芦笋，可减轻症状，治愈疼痛。

芦笋中所含的天门冬酰胺还是一种有效的肾脏排毒清洁剂，具有清除肾脏结石的作用，能提高人体免疫力，并有降压作用；同时芦笋还能降低肾小管的重吸收，具有利尿排毒的作用。

芦笋的根茎中都含皂苷、果聚糖和氨基酸等对人体有益的成分。芦笋的根茎晾干后，研磨成粉末，可作为利尿剂或药茶服用。绿芦笋富含维生素与矿物质，每 100 克芦笋中约含 37 毫克的维生素 C。因此，芦笋也是提高免疫力和燃烧脂肪的理想食品。

芦笋不适合生吃，也不宜放过长时间再食用。食用罐装芦笋应注意，罐装芦笋含有大量的钠盐，忌钠食的人应避免食用，但可食用鲜品或冷冻品。

芦笋性寒味甘，有清热消暑的功效，夏季食用芦笋能起到清凉降火、消暑止渴的作用。

芦笋含有蛋白质、糖类、维生素和微量元素等多种营养物质。经常食用对心脏病、高血压、心动过速、水肿、膀胱炎、排尿困难等病症有一定的疗效。另外，芦笋还含有丰富的抗癌元素——硒。

食用芦笋可使甲状腺素分泌不足的患者病情加重，因此服用甲状腺素时，最好不要食用芦笋。芦笋体内含草酸，而草酸进入人体后，大部分会与钙离子结合，容易形成结石。因此，在补钙期间，不宜食用芦笋。

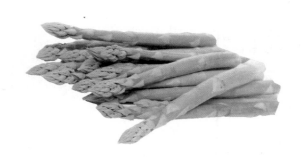

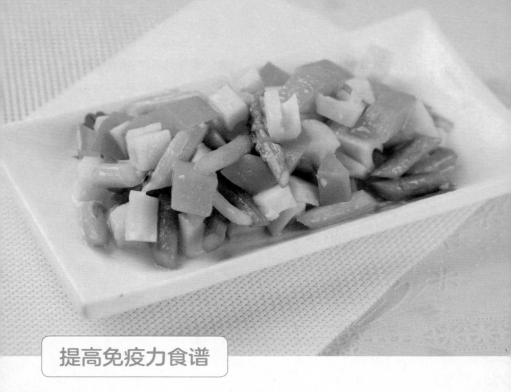

芦笋炒莲藕

材料

芦笋、莲藕、胡萝卜、蒜末、葱段、盐、水淀粉、白醋、植物油

做法

1. 将洗净的芦笋去皮, 切成段; 洗好的莲藕、胡萝卜去皮, 切成丁。

2. 锅中注水烧开, 加入少许盐、白醋, 放入莲藕丁、胡萝卜丁, 煮至八成熟, 捞出待用。

3. 油锅烧热, 爆香蒜末、葱段, 放入芦笋段、莲藕丁、胡萝卜丁炒匀。

4. 加入盐调味, 再加入适量水淀粉, 拌炒均匀, 盛出装盘即可。

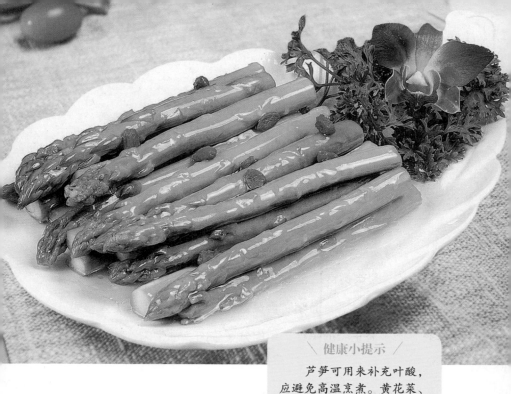

清炒芦笋

材料

芦笋、枸杞子、盐、醋、植物油、欧芹叶、鲜花

做法

1. 将芦笋洗净，沥干水分。

2. 炒锅加入适量植物油烧至七成热，放入芦笋翻炒。

3. 放入适量醋炒匀，调入盐，炒入味后装盘，撒上枸杞子，用欧芹叶、鲜花点缀即可。

牛肉能提高机体抗病能力

牛肉的氨基酸组成更接近人体需要

牛肉，是肉类食品之一。中国的人均牛肉消费量仅次于猪肉。牛肉蛋白质含量高，而脂肪含量低，所以味道鲜美，受人喜爱，享有"肉中骄子"的美称。牛肉分黄牛肉、水牛肉、牦牛肉、乳牛肉四种。

牛肉含有丰富的蛋白质，氨基酸组成比猪肉更接近人体需要，能提高机体抗病能力。

第一，增长肌肉。牛肉对增长肌肉、增强力量特别有效。牛肉中肌氨酸是肌肉燃料之源，它可以有效补充三磷酸腺苷。

第二，提高免疫力。牛肉可提高人体免疫力，促进蛋白质的新陈代谢和合成，从而有助于紧张训练后身体的恢复。

第三，促进康复。牛肉能提高机体抗病能力，对生长发育及手术后、病后调养的人在补充失血、修复组织等方面特别适宜。

第四，补铁。铁是造血所必需的元素，而牛肉中富含大量的铁，多食用牛肉有助于缺铁性贫血的治疗。

第五，抗衰老。牛肉中含有的锌是一种有助于合成蛋白质、能促进肌肉生长的抗氧化剂，对防衰防癌具有积极意义；牛肉

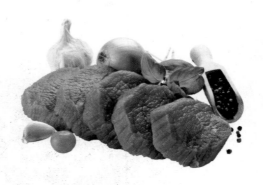

中含有的钾对心脑血管系统、泌尿系统有着防病作用；含有的镁则可提高胰岛素合成代谢的效率，有助于糖尿病的治疗。

牛肉该怎么挑选呢？新鲜牛肉有光泽，红色均匀稍暗，脂肪为洁白或淡黄色，外表微干或有风干膜，不粘手，弹性好，有鲜肉味。老牛肉色深红，质粗；嫩牛肉色浅红，质坚而细，富有弹性。

牛肉的纤维组织较粗，结缔组织又较多，应横切，将长纤维切断，不能顺着纤维组织切，否则不仅没法入味，还嚼不烂。牛肉受风吹后易变黑，进而变质，因此要注意保管。一周吃一次牛肉即可，不可食之太多。另外，牛脂肪更应少食为妙，否则会增加体内胆固醇和脂肪的积累量。

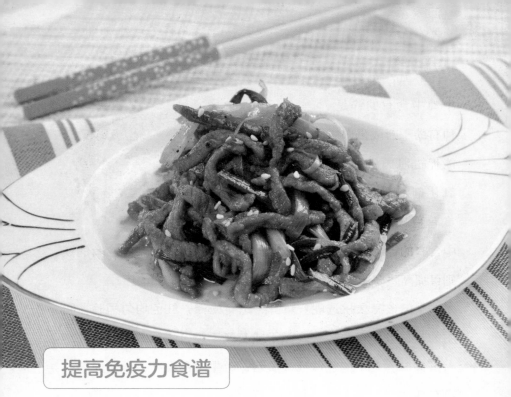

干煸牛肉丝

材料

牛肉、芹菜、青蒜、姜丝、豆瓣、花椒粉、植物油、料酒、白糖、盐、熟白芝麻

做法

1. 牛肉洗净，切成细丝；芹菜择洗干净，切成长段；青蒜洗净，切成段。

2. 油锅烧热，放入牛肉丝炒散，加入盐、料酒、姜丝。

3. 煸炒至牛肉丝水分将干，呈现深红色时，下入豆瓣炒散。

4. 待牛肉丝煸酥时，放入芹菜段、青蒜段、白糖炒熟。

5. 倒入盘中，撒花椒粉、熟白芝麻即可。

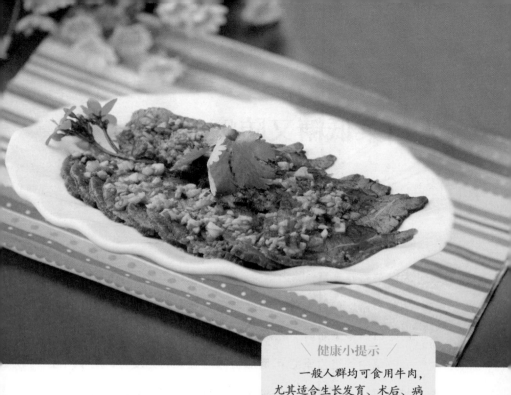

姜末牛肉

材料

卤牛肉、姜末、辣椒粉、葱花、盐、生抽、陈醋、鸡粉、香油、辣椒油、香菜叶、鲜花

做法

1. 将卤牛肉切成片，摆入盘中。

2. 所有调料加入碗中，加入少许开水，用勺子拌匀，配成调味汁。

3. 将上述拌好的调味汁浇在卤牛肉片上，用香菜叶、鲜花点缀即可。

大白菜低糖又防癌

提高免疫力，餐桌上不能少了大白菜

大白菜营养丰富，除含糖类、脂肪、蛋白质、粗纤维、钙、磷、铁、胡萝卜素、硫胺素外，还含丰富的维生素，有"百菜不如白菜""冬日白菜美如笋"之说。

大白菜中的维生素 C 可增加机体对感染的免疫力，用于维生素 C 缺乏症、牙龈出血、各种急慢性传染病的防治。同时，维生素 C、维生素 E 能起到很好的护肤和养颜效果。

大白菜中的纤维素不但能起到润肠、促进排毒的作用，还能刺激胃肠道蠕动，促进大便排泄，帮助消化，对预防肠癌有良好作用。

在防癌食品排行榜中，白菜仅次于大蒜名列第二。白菜中有一些微量元素能够帮助分解同乳腺癌相联系的雌激素。

此外，大白菜还是减肥蔬菜，因为大白菜本身所含热量极少，不至于引起热量储存。大白菜中含钠也很少，不会使机体保存多余水分，可以减轻心脏负担。中老年人和肥胖者，多吃大白菜还可以减肥。

在烹饪大白菜时适当放点醋，可以使大白菜中的钙、磷、铁元素分解出来，从而有利于人体吸收。醋还可使大白菜中的蛋白质凝固，不致外溢而损失。但醋应晚放，以免破坏大白菜中的维生素 C。大白菜适合与肉类一起炖食。因大白菜含较多维生素，与肉类同食，既可增添肉的鲜味，又可减少肉中的亚硝酸盐和胺类物质。

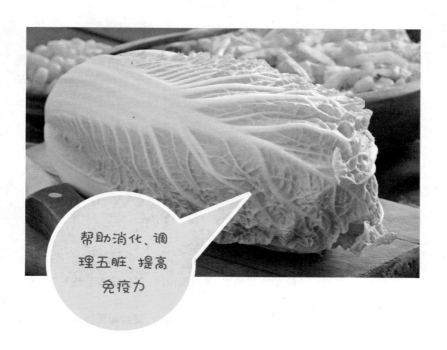

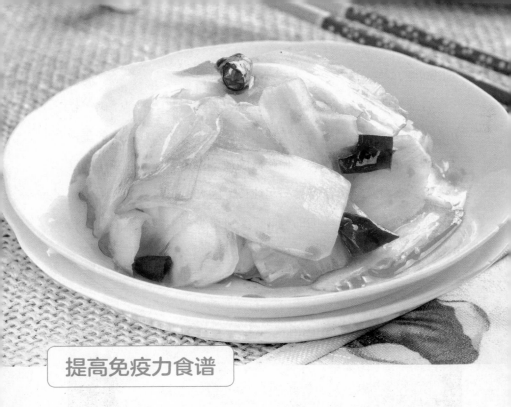

脆口白菜

材料

大白菜帮、花椒粒、干辣椒段、芥末油、盐、植物油

做法

1. 大白菜帮洗净，斜刀切片，用盐腌渍一会儿。
2. 锅置火上，放植物油烧至六成热时，下干辣椒段、花椒粒炒至成泡油，倒入碗中。
3. 将大白菜片放入盆内，加入盐、泡油、芥末油拌匀，装盘即可。

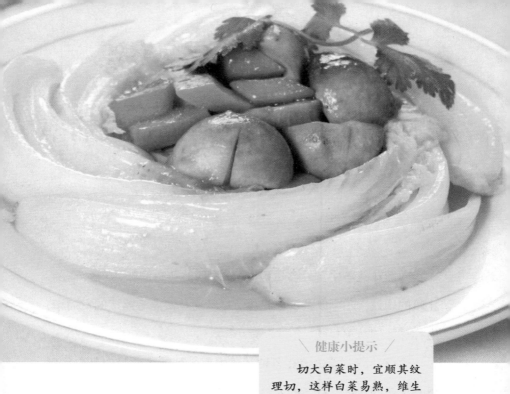

切大白菜时，宜顺其纹理切，这样白菜易熟，维生素流失少。烹调时不宜用煮、烫后挤汁等方法，以避免营养成分的大量流失。

草菇大白菜

材料

草菇、胡萝卜、大白菜、香菜段、盐、水淀粉、植物油

做法

1. 草菇、大白菜洗净，对半切开；胡萝卜去皮，洗净，切成块。

2. 锅置火上，倒水烧热，放入草菇块、大白菜条焯烫片刻，捞起沥干水。

3. 另起锅，倒油烧热，放入草菇块、胡萝卜块、大白菜条翻炒，调入盐，最后用水淀粉勾薄芡，煮至汁收干，撒上香菜段即可。

"防癌新秀"能减少癌症发病率

西蓝花能提高人体免疫力

西蓝花花茎中营养含量最高，常吃西蓝花有润喉、开音、润肺、止咳的功效，还可以减少乳腺癌、直肠癌及胃癌等癌症的发病率，堪称美味的蔬菜良药。

西蓝花的营养价值在各种蔬菜中都名列前茅，其中蛋白质含量是菜花的3倍、番茄的4倍，钙的含量可与牛奶相媲美。此外，西蓝花中磷、铁、钾、锌、锰等矿物质以及维生素和胡萝卜素的含量都很丰富，比同属于十字花科的白菜花高出很多，被誉为"蔬菜皇冠"。

西蓝花被誉为"防癌新秀"，尤其是在防治胃癌、乳腺癌方面效果尤佳，这是因为西蓝花含萝卜硫素，可刺激身体产生抗癌胃蛋白酶，经常食用，有助于排除体内有害的自由基。

西蓝花可提高人体免疫力，它含有的丰富维生素C，还有利于人的生长发育，促进肝脏解毒，增强人的体质。

西蓝花对高血压、心脏病有调节和预防的功效。西蓝花所含的黄酮类化合物不仅能防止感染，还是血管的"清道夫"，能阻止胆固醇氧化，防止血小板凝结，减少患心脏病与中风的风险。

西蓝花还是糖尿病患者的最好食物，其富含的纤维素能降低肠胃对葡萄糖的吸收，进而降低血糖，有效控制糖尿病的病情。

研究证明，常吃西蓝花还可以抗衰老，防止皮肤干燥，是一种很好的美容佳品，且对保护大脑、视力都有很好的功效，是营养丰富的综合保健蔬菜。

西蓝花在西餐中的吃法主要是拌沙拉，或煮后作为配菜，这样避免了高温加热导致的营养流失，对健康更为有利。中餐习惯将西蓝花与其他配菜一同炒食。

西蓝花煮后颜色会变得更加鲜艳，但要注意的是，焯西蓝花的时间不宜太长，否则失去脆感。

西蓝花焯水后应放入凉水内过凉，捞出后沥净水再用，烧煮时间也不宜过长，才不致破坏和丧失防癌抗癌的营养成分。

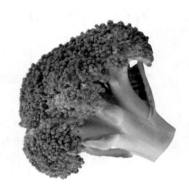

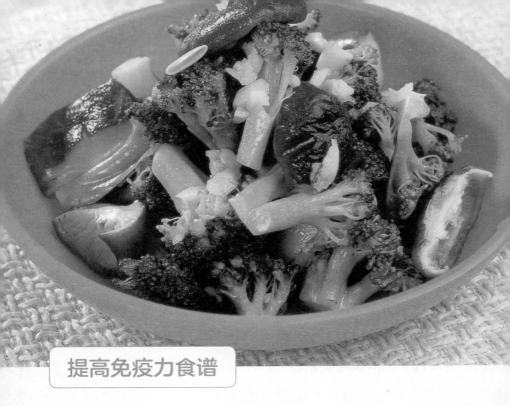

香菇炒西蓝花

材料

西蓝花、水发香菇、蒜蓉、植物油、花椒油、蚝油、盐

做法

1. 将水发香菇洗净, 切成块; 西蓝花洗净, 掰成小朵。

2. 锅入油烧热, 下入蒜蓉爆香, 下入香菇块煸炒, 调入蚝油。

3. 放入西蓝花煸炒, 加入盐调味, 淋入少许花椒油即可。

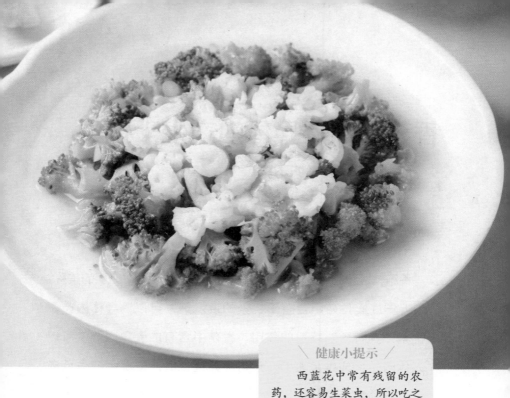

西蓝花虾球

\ 健康小提示 /

　　西蓝花中常有残留的农药，还容易生菜虫，所以吃之前可将西蓝花放在盐水里浸泡几分钟，菜虫就跑出来了，这样还有助于去除残留农药。

材料

西蓝花、虾仁、盐、水淀粉、植物油

做法

1. 西蓝花洗净,掰成小朵,用开水焯一下,捞出用凉水过一遍,沥干水放凉待用。
2. 虾仁去背上黑线, 洗净。
3. 炒锅置火上, 放油烧热, 倒入西蓝花和虾仁翻炒。
4. 待二者熟后, 放水淀粉勾芡, 加入盐调味即可。

香菇可以诱导体内产生干扰素

香菇中含有激活免疫力的香菇多糖

香菇营养丰富，香气沁脾，味道鲜美，享有"菇中之王"的美称。

近年证实香菇中含有干扰素的诱发剂，可以诱导体内产生干扰素，具有预防感冒的作用。香菇中含有的麦角固醇，可以在人体内转化成维生素 D，预防小儿佝偻病。香菇中的香菇多糖具有抗肿瘤活性的作用。此外，香菇还能抑制血清及肝脏中的胆固醇升高，阻止血管硬化及降低血压，是高血压、动脉硬化及糖尿病患者的食疗佳品。

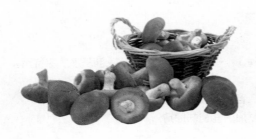

冬季是疾病多发的季节，香菇中含有激活免疫力的香菇多糖，多吃有助于提高免疫力，可防冬季病的发生。

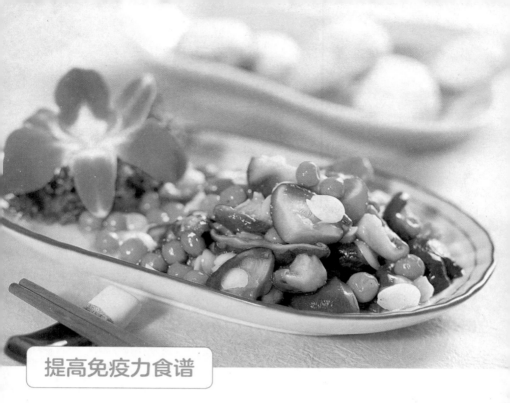

豌豆炒香菇

材料

豌豆、香菇、盐、水淀粉、植物油、欧芹叶、鲜花

做法

1. 豌豆洗净，焯水后捞出沥干；香菇泡发，洗净，切成块。
2. 锅入油烧热，放入香菇块翻炒，再放入豌豆炒至食材熟透。
3. 加入盐调味，用水淀粉勾芡，装盘，用欧芹叶、鲜花点缀即可。

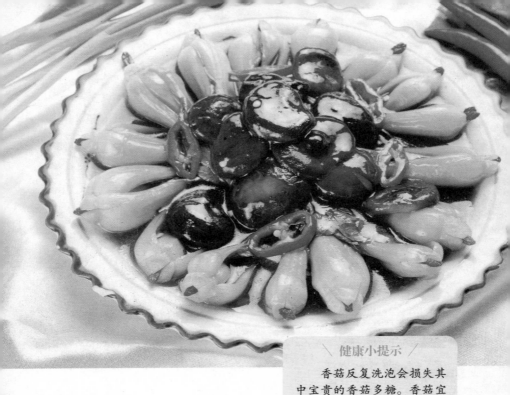

香菇扒油菜

材料

香菇、油菜、枸杞子、红椒、蚝油、盐、水淀粉

做法

1. 香菇泡发，去蒂洗净；油菜洗净，根部切十字花刀，插入枸杞子；红椒洗净，切成圈。

2. 油菜入开水中氽烫至熟，捞出沥干，摆入盘中；香菇入蒸锅蒸熟。

3. 锅入水，加入蚝油、盐制成汤汁，用水淀粉勾芡，加入香菇炒匀，起锅，浇在油菜上，撒入红椒圈即可。

"菌中之冠"是女性滋补佳品

银耳既能减脂，又能提高人体免疫力

银耳被人们誉为"菌中之冠"，富含维生素D，能防止钙的流失。银耳富含硒等微量元素，可以增强机体抗肿瘤能力。

银耳中的天然植物性胶质有滋阴作用，长期服用可以润肤，并有祛除脸部黄褐斑、雀斑的功效，是非常适合女性朋友的营养滋补佳品。

银耳中的多糖，能提高人体的免疫力，调动淋巴细胞，加强白细胞的吞噬能力，兴奋骨髓造血功能。

银耳能促进蛋白质和核酸的合成，可用于防治高血压与动脉硬化。银耳多糖还具有抗肿瘤作用，能增强肿瘤患者对放疗、化疗的耐受力。银耳中的膳食纤维可助胃肠道蠕动，减少脂肪吸收，从而达到减肥的效果。

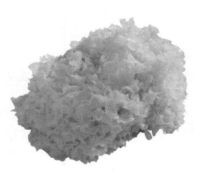

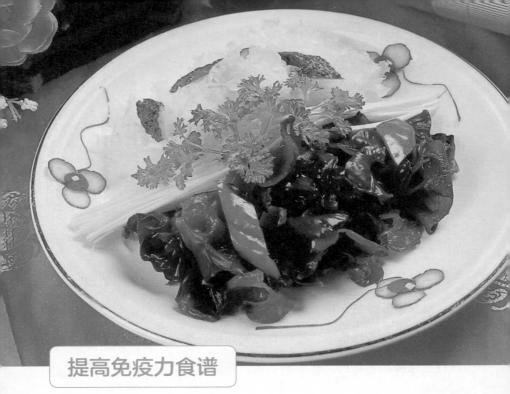

凉拌双耳

材料

黑木耳、银耳、黄瓜、红椒、大葱丝、盐、醋、生抽、欧芹叶、枸杞子

做法

1. 黑木耳、银耳洗净，泡发；黄瓜洗净，部分切成块，部分切成片；红椒洗净，切成片。
2. 银耳、黑木耳、黄瓜块、红椒片分别焯熟，再分别装盘，中间用大葱丝隔开。
3. 用盐、醋、生抽调成汁，浇在上面，用欧芹叶、黄瓜片、枸杞子点缀即可。

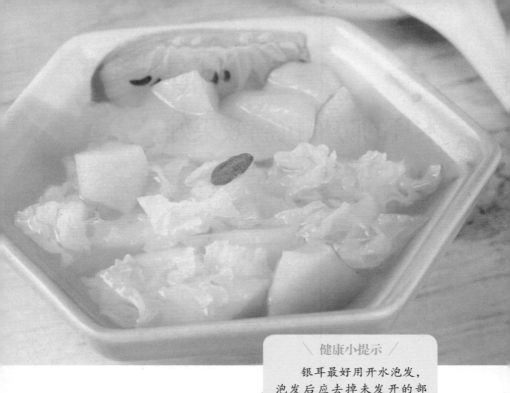

银耳水果羹

材料

银耳、苹果、梨、枸杞子、白糖、水淀粉

做法

1. 将银耳用温水泡发，去根蒂，洗净，撕成小朵。
2. 苹果、梨去皮，切成小块。
3. 将银耳放入锅内，倒入适量清水，用大火煮沸，改用小火焖煮至熟软。
4. 放入枸杞子、苹果块、梨块、白糖拌匀调好口味，用水淀粉勾芡成羹即可。

木耳的防癌抗癌效果好

免疫力低下者可经常食用木耳

　　木耳含有十七种氨基酸，还含有铁、锌、硒、钼等多种微量元素，且富含维生素和亚油酸。木耳营养丰富，质地柔软，味道鲜美，因而有"素中之荤"和"素食之王"的美誉。

　　木耳具有抗肿瘤活性的作用，能提高人体免疫力，经常食用可防癌抗癌。

　　木耳中铁的含量相当高，女性朋友常吃木耳能养血驻颜，令肌肤红润，容光焕发，并可防治缺铁性贫血。

　　研究表明，黑木耳含有能清洁血液并具解毒作用的物质，能帮助消除体内毒素，故有健身、美容、乌发等作用。

　　另外，木耳中的维生素 K 能减少血液凝块，预防血栓的发生，有防治动脉粥样硬化和冠心病的作用。木耳中的胶质可把残留在人体消化系统内的灰尘、杂质吸附、集中起来排出体外，从而起到清胃涤肠的作用；它还有帮助消化纤维类物质的功能，对无意中吃下的难以消化的异物有溶解与氧化作用。

现在，人们对食品安全、卫生的要求越来越高，对蔬菜水果的新鲜度更加重视。但是，需要提醒大家的是，不能对所有的食物都追求新鲜度，比如黑木耳。

和一般的蔬菜水果不同，新鲜的黑木耳中含有一种卟啉类光感物质，食用后若受到太阳照射可引发皮肤瘙痒、水肿，严重的可能会导致皮肤坏死、头疼、头昏、发热、恶心，甚至呼吸困难。这种光感物质必须经过暴晒、浸泡才能去除其毒性。暴晒之后这种光感物质会被分解，浸泡可使其溶于水，浸泡时最好换水两三次，最大限度地析出有害物质。经过这些处理后，绝大部分卟啉被分解，不会再引起上述反应，而且更加美味。所以，挑选黑木耳的时候要慎重，不能一味追求表面的新鲜，需注意其是否安全无毒。

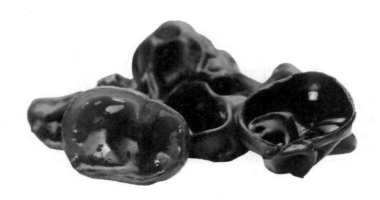

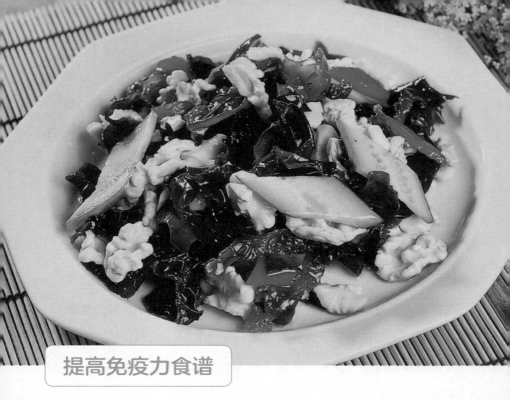

黑木耳拌黄瓜

材料
黑木耳、核桃仁、黄瓜、红椒、盐、醋、生抽

做法
1. 黑木耳洗净，泡发；黄瓜洗净，切成片；红椒洗净，切成片。
2. 锅注水烧沸，放黑木耳、红椒片焯熟，捞起装盘；黄瓜片焯水后与核桃仁一同装盘。
3. 加入盐、醋、生抽拌匀即可。

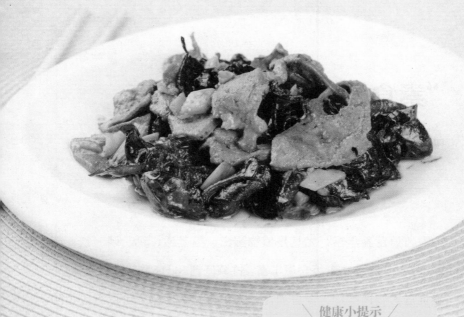

黑木耳炒猪肝

材料

黑木耳、猪肝、葱末、姜片、豌豆淀粉、植物油、香油、料酒、盐

做法

1. 将黑木耳用冷水泡发，撕朵，洗净备用。
2. 猪肝洗净后切薄片，用豌豆淀粉抓均匀，放热水中汆一下，沥干水分。
3. 油入锅烧热，下猪肝片翻炒片刻，加入料酒、葱末、姜片、盐，把猪肝煸炒至熟透，倒漏勺里沥油。
4. 用锅底的油将黑木耳用大火炒熟，再把猪肝片回锅，加香油稍炒即可。

"素食第一品"养血又抗癌

竹笋可调节机体代谢，提高免疫力

竹笋营养丰富，尤其是植物蛋白、氨基酸、钙、磷、铁、胡萝卜素、B族维生素等含量丰富。竹笋低糖、低脂肪、植物纤维多，能促进胃肠道蠕动，促进消化，去积食，防便秘，可以有效预防大肠癌的发病。

竹笋含有一种白色的含氮物质，形成了竹笋独有的清香，具有开胃、促进消化、增进食欲的作用，可用于治疗消化不良等病症。竹笋所含有的植物纤维可以增加肠道水分的储存量，促进胃肠道蠕动，降低肠内压力，使粪便变软易排出，可以治疗便秘、预防大肠癌。竹笋具有低糖、低脂的特点，富含植物纤维，可以促进体内多余脂肪的排出，消痰化淤，缓解高血压、高血糖，且对消化道肿瘤及乳腺癌有一定的预防作用。竹笋中植物蛋白、维生素及微量元素的含量均很高，有助于提高人体的免疫力，提高防病、抗病的能力。

竹笋具有调节机体代谢，提高身体免疫力，养血、补虚、抗癌、减肥的功效，对肥胖症、冠心病、高血压、糖尿病和动脉硬化等患者均有一定的食疗作用。其中，所含的特殊成分对白血病也有很好的抑制作用。

竹笋适合体质虚弱、气血不足、营养不良、肥胖和习惯性便秘者，以及肝功能不全、肾炎性水肿、尿路结石者食用。痛风患者忌多食。

竹笋有冬笋和春笋之分，春笋不如冬笋营养价值高。另外，如果竹笋放置超过一周，就不要再食用了。

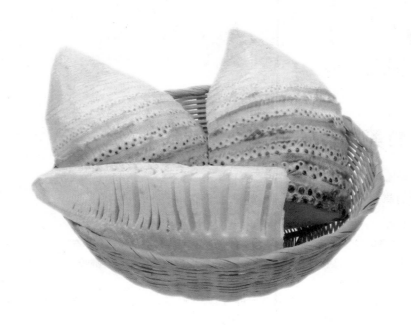

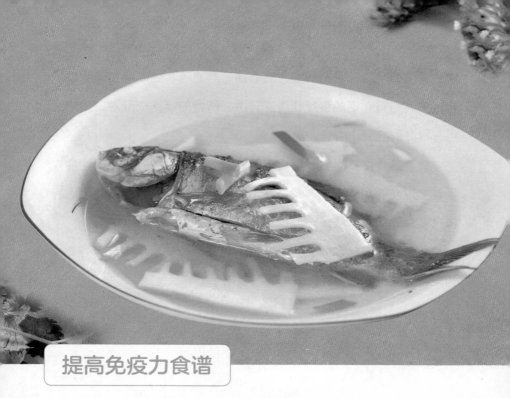

竹笋鲫鱼汤

材料

竹笋、鲫鱼、姜丝、葱段、盐、黄酒、植物油

做法

1. 鲫鱼洗净,加入黄酒、姜丝、盐拌匀,备用;竹笋洗净,切成梳子片。

2. 锅中注入适量植物油,烧热,倒入竹笋片和姜丝,加入盐,翻炒均匀,盖上锅盖,焖片刻。

3. 放入鲫鱼,用小火焖约 5 分钟,注入 500 毫升清水,大火烧开后,转用小火煮至食材熟透,撒上葱段即可。

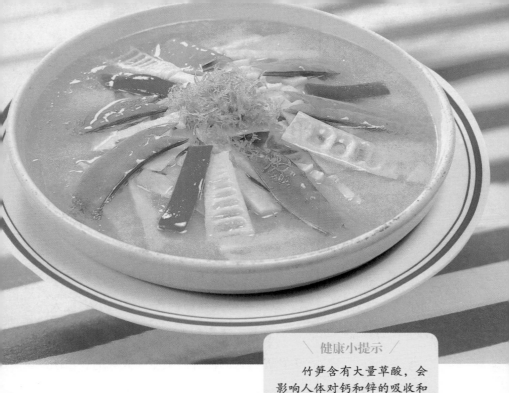

\ 健康小提示 /

竹笋含有大量草酸，会影响人体对钙和锌的吸收和利用。如吃竹笋过多，会导致机体缺钙、缺锌。

浓汤竹笋

材料

竹笋、豌豆荚、红椒、肉松、鸡汤、盐

做法

1. 将竹笋去笋衣，洗净，切成条；豌豆荚择好，洗净；红椒洗净，切成条。
2. 往锅中倒入鸡汤烧热，下竹笋条、豌豆荚、红椒条煮熟，最后放入盐调味。
3. 出锅装碗，放上肉松即可。

紫菜是最好的清肠药之一

紫菜能杀死癌细胞，提高免疫力

紫菜，俗称长寿菜，属红藻门红毛藻科食用海藻，紫菜富含蛋白质、钙、铁、碘，以及各种人体所需维生素，历来被人们视为海味珍品，具有化痰软坚、清热利水、补肾养心等功效。

紫菜的好处不仅在于营养，它的保健效果更令人称道。英国研究人员在 20 世纪 90 年代就发现紫菜可以杀死癌细胞，提高免疫力。紫菜中所含的藻胆蛋白具有降血糖、抗肿瘤的作用。紫菜中所含的藻朊酸，还有助于清除人体内带毒性的金属元素，如锶和镉等。紫菜含有丰富的碘，能缓解紧张心理，改善精神状态。

医疗人员还从紫菜中开发出具有独特活性的海洋药物和保健食品，能有效预防神经老化，调节机体的新陈代谢。此外，紫菜能预防和治疗消化性溃疡，延缓衰老，帮助女性保持皮肤滑嫩。

紫菜除了做成海苔外，还有很多吃法，如吃饭的时候，配一些切成小片的紫菜，能够增加食欲；调制凉菜和沙拉的时候，加一点紫菜丝，可以当作调味品；拌馅料的时候，可以加入紫菜，然后制作成饺子和包子等。

炎热的夏季，人们大量出汗，导致水电解质、维生素大量流失，此时，多食紫菜最适宜。食后能调节机体、平衡血液酸碱度、消暑热、清心火，是夏季理想的清补食品。

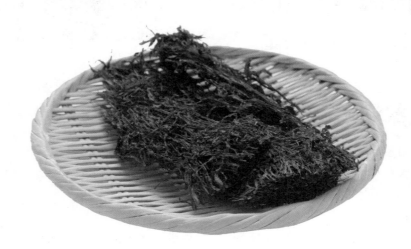

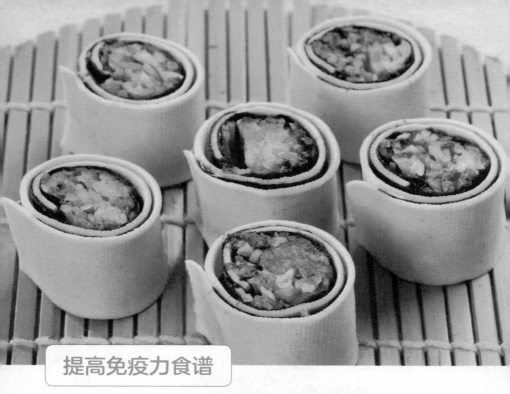

紫菜蔬菜卷

材料
紫菜、豆腐皮、水发香菇丁、绿豆芽、胡萝卜丝、白萝卜丝、萝卜叶、牛蒡丝、植物油、胡椒粉、盐

做法

1. 植物油入锅烧热，放入水发香菇丁、绿豆芽、胡萝卜丝、白萝卜丝、萝卜叶、牛蒡丝稍炒，加入少许胡椒粉、盐调味，盛出备用。
2. 将豆腐皮、紫菜对切成片，豆腐皮片铺上紫菜片，放上炒好的原料，卷成圆筒状，放入蒸笼中，蒸熟后取出，切成段即可。

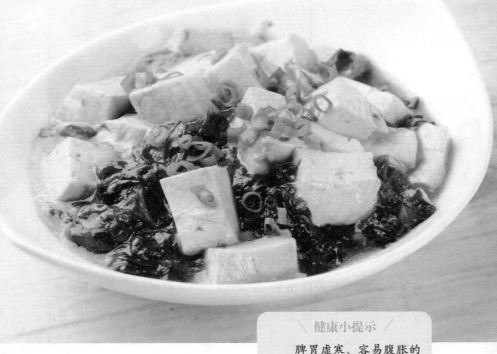

红烧紫菜豆腐

材料

紫菜、豆腐、葱花、盐、白糖、生抽、水淀粉、香油、老抽、鸡粉、植物油

做法

1. 将豆腐洗净，切成小块。

2. 向锅中注入清水，烧开，倒入豆腐块，煮 1 分钟，捞出，沥干水分，备用。

3. 用植物油起锅，倒入豆腐块、清水、紫菜、盐、鸡粉、生抽、老抽、白糖，炒匀调味；倒入适量水淀粉勾芡，淋入香油，炒匀，最后撒上葱花即可。

"植物医生"既养颜又养身

芦荟具有提高免疫力、抗肿瘤等作用

说起芦荟，女性对它应该很熟悉。很多美白、养颜的产品，都宣称里面含有"芦荟精华"。的确，芦荟有保湿、美容的作用。芦荟中含有的多糖和维生素对人体的皮肤有滋润、增白的作用。尤其是对抗女性讨厌的粉刺，芦荟有很好的缓解效果。此外，芦荟中还含有一些对头发很好的物质，这类物质能使头发柔软而有光泽，且具有去头屑的作用。因此，芦荟美容霜、芦荟护肤霜、芦荟护发素等含有芦荟的产品屡见不鲜。

芦荟不仅有很好的美容功效，而且对身体健康也很有益。它含有百种以上对人体有益的活性成分，如氨基酸、微量元素、芦荟苷、植物蛋白、维生素等，而这些成分能提高免疫力、抗肿瘤。芦荟还具有消炎、抗菌的作用，外用在伤口上能促进创口的愈合，还能治疗烧伤、皮肤病等。因此，芦荟在民间还拥有一个家喻户晓的名称——"植物医生"。

芦荟是古今中外治疗便秘的有效药物。因为芦荟苷可以增加大肠液的分泌，增强脂肪酶的活性，恢复失调的大肠自律神经功能。

芦荟皮中含有容易造成腹泻的芦荟苷，因此，建议非便秘者不要长期食用芦荟，就算吃也最好能够去皮。而芦荟可以利便也与这种轻泻性有关，不过，只要不食用过量是不会造成严重腹泻的，反而可以帮助排便。因此，建议若要使用芦荟来帮助排便，可以选择一小段时间内，少量地食用芦荟。一般来说，人体经过8小时的睡眠，消耗了大量的水分和营养，体内存储的糖原将消耗殆尽，早晨起床后常处于一种生理性缺水状态。所以，在开始一天的活动前，最好喝250毫升温开水，以补充水分，让胃肠道慢慢恢复活力。若在水中再加入适量芦荟粉，冲调成一杯可口的芦荟汁，可以帮助调节胃肠道排毒通便，减少胃溃疡的发生概率，促进细胞修复，助益胃肠道健康。

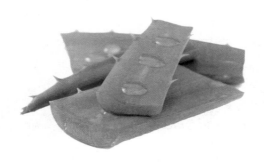

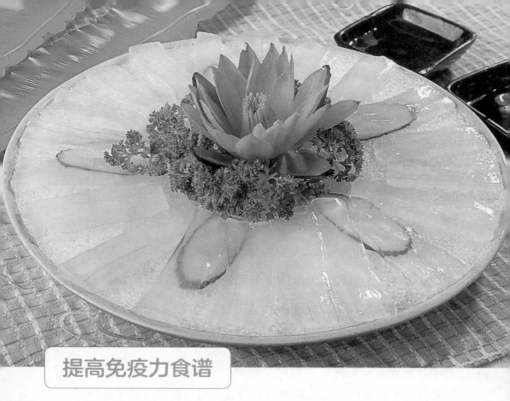

双味芦荟

材料

芦荟、黄瓜片、蜂蜜、盐、芥末、酱油、欧芹叶、鲜花

做法

1. 芦荟洗净，去皮，切成条，放入沸水中焯一下，捞出。

2. 将黄瓜片、芦荟条装盘，用欧芹叶和鲜花点缀。

3. 将蜂蜜加入温水调匀，做成甜味碟；将盐、酱油调匀，装入味碟，挤上芥末，做成辣味碟。

4. 甜味碟与辣味碟同时上桌，按个人喜好供蘸食。

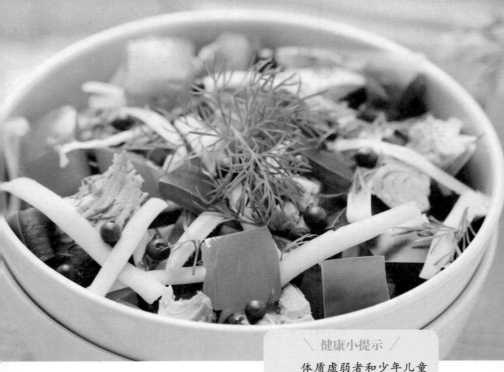

芦荟奶酪蔬果沙拉

材料

芦荟、奶酪、红椒、青椒、金枪鱼肉、生菜、山苍子、茴香、橄榄油、盐

做法

1. 芦荟洗干净，去皮，切成块；奶酪用工具擦成条；红椒、青椒洗净，切成块；生菜洗净，撕成片；山苍子、茴香均洗净。

2. 往锅中注入适量清水烧开，放入金枪鱼肉、盐，煮熟，金枪鱼肉捞出，撕成小块。

3. 将生菜片垫入碗底，倒入芦荟块、奶酪条、红椒块、青椒块、金枪鱼肉块、山苍子，淋入适量橄榄油，撒上盐，搅拌均匀，点缀上茴香即可。

苹果是癌症的克星

苹果中的黄酮类化合物可提高免疫力

苹果可以算得上是我们最常见的水果了，俗话说："一天一苹果，医生远离我。"大意是每天吃一个苹果，就不需要医生了。虽然有些夸张，但从中可见苹果的神奇功效。为什么科学家称苹果为"全方位的健康水果"呢？

果树研究所的人体试验表明：每天吃两个苹果，3周后受试者血液中的三酰甘油水平降低了21%，而三酰甘油水平高正是血管硬化的罪魁祸首。芬兰科学家发现：苹果中含有的黄酮类化合物是一种高效抗氧化剂，它不但是最好的血管清理剂，而且能够提高人体免疫力，是癌症的克星。如果人们多吃苹果，得肺癌的概率能减少46%，得其他癌症的概率也能减少20%。

因为苹果所含的有机酸能刺激肠道，纤维素可促进肠道蠕动，故能大便通畅，治疗便秘。苹果还含有果胶，它能增加乳酸菌等益生菌，能够调整肠道菌群，改善其微生态平衡。另外，果胶还可以吸附胆固醇并将其排出体外。因为苹果皮中果胶的含量比果肉中多，所以便秘时要连皮一起吃。

　　经常吃苹果，可以增强人的记忆力、消除疲劳、化解压力过大造成的不良情绪。苹果中的微量元素铬能保持血糖的稳定。苹果特有的香味可以缓解压力过大造成的不良情绪，还有提神醒脑的功效。苹果中富含粗纤维，可促进肠道蠕动，协助人体顺利排出废物，减少有害物质对身体的危害。苹果中还含有大量的镁、硫、铁、铜、碘、锰、锌等微量元素，可使皮肤细腻、红润有光泽。

　　苹果中的维生素 C 是心血管的保护神、心脏病患者的健康元素。多吃苹果还可以改善呼吸系统和肺部功能，免受污染和烟尘的影响。

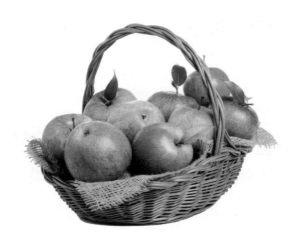

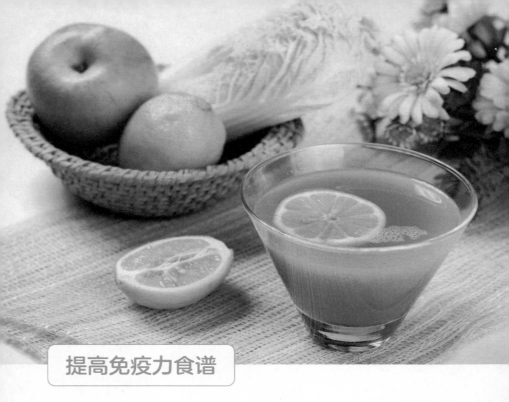

苹果白菜柠檬汁

材料

苹果、白菜、柠檬、矿泉水

做法

1. 苹果洗净，去核，切成块；白菜洗净，切成段；柠檬洗净，切成片。
2. 将白菜段、苹果块、矿泉水压榨成汁。
3. 将柠檬片加入果汁中即可。

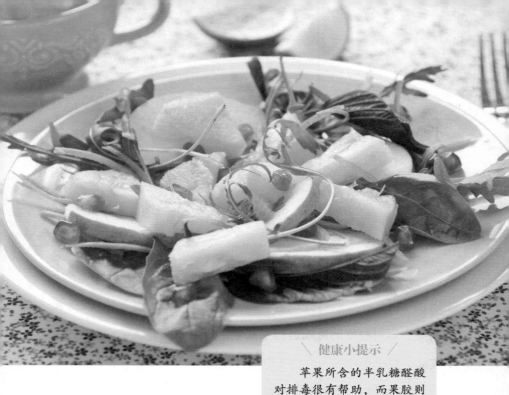

菠萝苹果沙拉

\ 健康小提示 /

苹果所含的半乳糖醛酸
对排毒很有帮助,而果胶则
能避免食物在肠内腐化。选
择苹果时,常换不同颜色的
苹果品种,这样效果更好。

材料

菠萝、苹果、芝麻菜、菠菜、紫罗勒、胡萝卜丝、石榴粒、盐、白糖、橄榄油、醋

做法

1. 菠萝去皮,洗净,切成块。

2. 苹果去皮,洗净,去核后切成片。

3. 将芝麻菜、菠菜、紫罗勒均洗净,备用。

4. 将上述食材均放入盘中,加入胡萝卜丝,放入盐、白糖、橄榄油、醋拌匀,
撒上石榴粒即可。

猕猴桃是"维生素C之王"

多吃新鲜猕猴桃能提高人体免疫力

水果中富含抗氧化剂、维生素及其他多种营养成分，有助于防止基因坏损导致癌变。科学家还对维生素C、维生素E，以及β-胡萝卜素对癌症的影响进行了探索。研究再次确认了水果在预防疾病、提高免疫力方面有不可取代的作用。

猕猴桃又名奇异果、藤梨，维生素C含量在水果中名列前茅。一个猕猴桃能提供一个成年人每日维生素C需求量的2倍，因此被誉为"维生素C之王"。

猕猴桃具有生津止渴、清热通淋之功效，对治疗烦热、消化不良、食欲缺乏、呕吐、泌尿系统结石、便秘、痔疮等有帮助。

研究证实，新鲜的猕猴桃果实能明显提高人体淋巴细胞中脱氧核糖核酸的修复能力，提高人体免疫力，降低血液中低密度脂蛋白胆固醇，从而减少心血管疾病和癌症的发病概率。猕猴桃中的纤维素、寡糖与蛋白质分解酶，能防治便秘，使肠道内不至于长时间滞留有害物质。

另外，猕猴桃中含有的血清促进素具有稳定情绪、镇静心情的作用，所含的天然肌醇有助于脑部活动，能帮助忧郁之人走出情绪低谷。

需要特别注意的是，由于猕猴桃中维生素 C 含量颇高，易与奶制品中的蛋白质凝结成块，不但影响消化吸收，还会使人腹胀、腹痛、腹泻，故食用猕猴桃后不要马上食用奶制品。

挑选猕猴桃时，注意其表面绒毛要整齐，外皮自然散发光泽且无斑点、果实用手掌握住时稍具弹性，若想立即食用，就要挑选握起来稍软的果实。

需要注意，猕猴桃与动物肝脏同食会破坏猕猴桃中的维生素 C，降低营养成分；黄瓜中含有对维生素 C 有破坏作用的抗坏血酸氧化酶，因此也不建议与黄瓜同食。

猕猴桃放置在阴凉处可保存两个星期。不可将猕猴桃放在通风处，这样水分流失，就会越来越硬。正确的方法是，放在箱子中，挑选出软的可食用的猕猴桃后要将箱子盖好。也可放在冰箱以保持新鲜度，冰箱冷藏约可储藏 20～25 天。

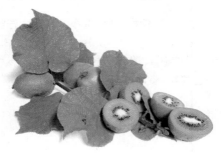

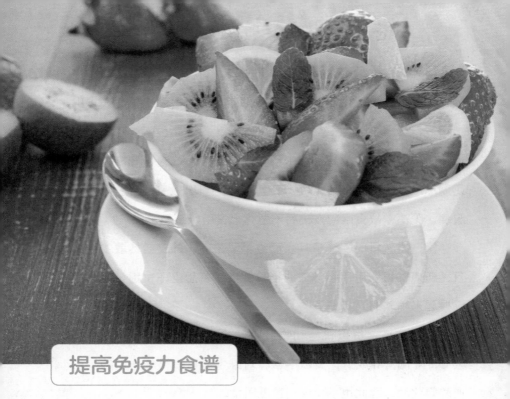

猕猴桃柠檬沙拉

材料

草莓、猕猴桃、柠檬、薄荷叶、醋、蜂蜜

做法

1. 草莓去蒂，洗净，切成瓣；猕猴桃去皮，洗净，切成片；柠檬洗净，切成片；薄荷叶洗净。

2. 将草莓瓣、猕猴桃片、柠檬片、薄荷叶一同放入碗中。

3. 淋入适量的醋，浇上蜂蜜（食用时，可加入沙拉酱）。

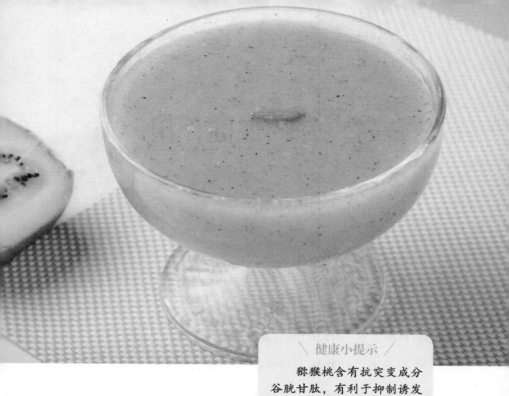

猕猴桃汁

材料

猕猴桃、枸杞子、蜂蜜、矿泉水

做法

1. 洗净去皮的猕猴桃切成块，备用。
2. 取榨汁机，将切好的猕猴桃块倒入搅拌杯中，加入适量矿泉水，榨取果汁。
3. 往果汁中加入适量蜂蜜，再搅拌片刻，将榨好的果汁倒入杯中，加入适量枸杞子即可。

蓝莓有良好的保健作用

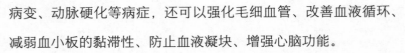

蓝莓中的花青素能激活免疫系统

　　蓝莓是世界五大健康食品之一，对人体有良好的保健作用。

　　蓝莓中的主要成分是花青素，又称花色素，它淬灭自由基的能力是维生素 C 的 20 倍、维生素 E 的 50 倍。

　　花青素在植物体内常与各种单糖结合形成糖苷，称为花色苷。蓝莓中的花色苷有很强的抗氧化性，可抗自由基、延缓衰老、防止细胞的退行性改变，可以抑制血小板聚集，有效预防大脑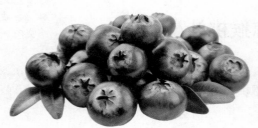病变、动脉硬化等病症，还可以强化毛细血管、改善血液循环、减弱血小板的黏滞性、防止血液凝块、增强心脑功能。

1

防血栓形成，
提高免疫力

蓝莓能清除使血管壁硬化的自由基，增强毛细血管的柔韧性，促进血管的伸缩性，防止血管破裂，还可以增强关节及软组织的功能。蓝莓果实中含有丰富的黄酮类化合物，具有抑制血小板凝固的作用，可以预防血栓的形成，减少动脉硬化的发生。蓝莓中的花青素能激活免疫系统，使免疫球蛋白不受自由基的侵害，激活巨噬细胞，提高人体的免疫力。

2

解除眼疲劳，
改善视力

蓝莓中的花青素对养护调节真性近视、假性近视，消除眼疲劳有益；对自由基过高导致的眼睛晶状体的蛋白质氧化、晶状体浑浊、白内障有益；对患有糖尿病性视网膜病变具有较好的缓解效果；对眼睛疲劳、视力模糊、怕光、干眼、泪眼，以及人到中年视力减退、老花眼等有缓解作用。

3

延缓衰老，
增强记忆力，
防癌

　　蓝莓有助于改善人类与其他动物的中枢神经功能，从而逆转因
衰老而造成的神经信息传导减缓、认识能力退化。蓝莓中的花青素
还能抗氧化、清除自由基，保护更多的健康细胞免于被癌细胞侵蚀。

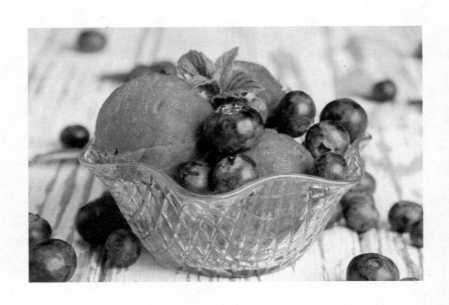

4

预防糖尿病
并发症

　　由于糖尿病患者体内的自由基非常高，会增加患癌症、心血管疾病、中风等疾病的危险，长期补充蓝莓中的花青素，能够降低体内的自由基，对糖尿病的症状有显著的疗效，也对糖尿病引发的相关慢性疾病有预防作用。

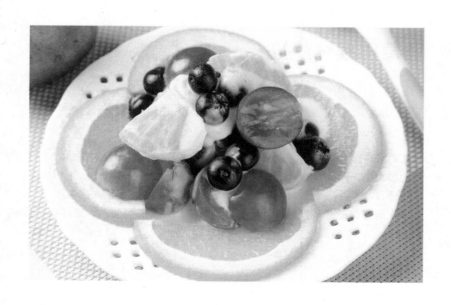

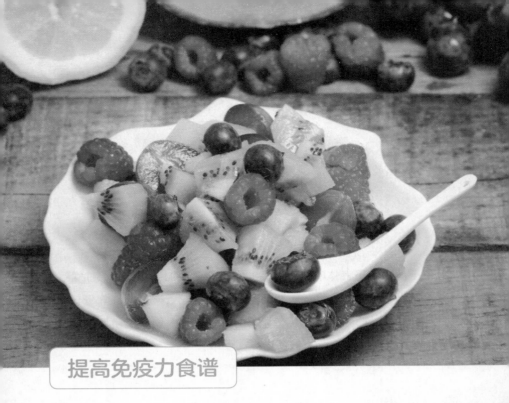

提高免疫力食谱

蓝莓猕猴桃沙拉

材料

蓝莓、覆盆子、红提、猕猴桃块、菠萝块、木瓜块、白糖、柠檬汁、苹果醋

做法

1. 红提洗净，对半切开。
2. 蓝莓、覆盆子均洗净。
3. 将蓝莓、覆盆子、红提块、猕猴桃块、菠萝块、木瓜块一起放入盘中。
4. 撒上适量的白糖，浇上柠檬汁，淋上苹果醋（食用时，可加入沙拉酱）。

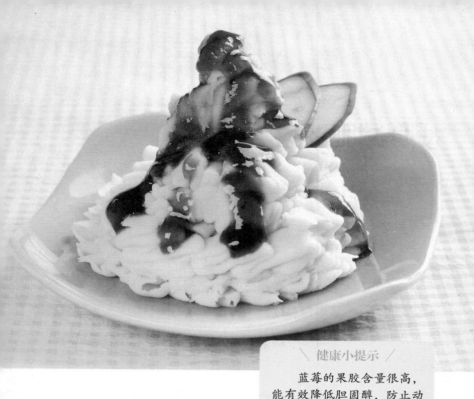

蓝莓雪山

材料

山药、黄瓜、沙拉酱、蓝莓酱

做法

1. 山药去皮洗净，放入锅中蒸熟，捣成山药泥。
2. 黄瓜洗净，切成片。
3. 将山药泥中加入沙拉酱，调匀成糊状，放入盘中，堆成雪山状。
4. 将黄瓜片插入山药泥中，浇上蓝莓酱即可。

瘦身减肥要科学

在众多瘦身方法中，最受人推崇的莫过于"水果代餐"。大多数人认为，水果中含有糖分，又有维生素，不会让人长胖，还能给人以饱腹感，是瘦身佳品，而且还具有保湿、美白、抗衰等美容功效。

然而，用水果代正餐的瘦身方法却可能导致人们自身免疫力下降。因为水果的营养并不全面，水果中几乎不含脂肪，蛋白质含量也非常低。水果中的维生素和矿物质含量并不太高，其中铁的含量比不上肉类和鱼类，钙含量远远低于奶制品和豆制品，维生素 C 和胡萝卜素含量不如青菜，因此，水果中所含的营养物质远远不能满足人体的需要。

如果把水果作为主食，人体就得不到足够的蛋白质供应，缺乏必需脂肪酸，各种矿物质含量也严重不足，长此以往，人体的内脏和肌肉会发生萎缩，体能和免疫力下降。缺乏蛋白质使人形容枯槁，缺乏必需脂肪酸使人皮肤和毛发质量下降，因贫血导致脸色苍白憔悴，因缺钙导致骨密度降低。这样的状态，又怎么能健康呢？何况，用此种方法减肥，一旦停止，非常容易反弹，而且很可能比减肥前更胖。因为内脏和肌肉萎缩后，人体的能量消耗就会减少，即使吃和以前一样多的东西，也会更容易发胖。

那么，吃水果对瘦身究竟有没有作用呢？应该说如果安排得当还是有帮助的。首先，可以用水果代替平时爱吃的各种高热量的零食，如巧克力、糕点、油炸土豆片之类的食品；其次，在晚餐的时候可以先吃一些水果，然后喝一些粥作为主食，适量地吃一些低脂肪的菜肴，如蔬菜、豆制品、鱼、鸡蛋等。这样就能有效地降低晚餐的热量摄入，对减肥很有帮助。

另外，不同水果里含有的矿物质和维生素的种类都不一样，因此，我们要随着季节的变换选择不同的水果，不能一年四季总是只吃一两种水果。

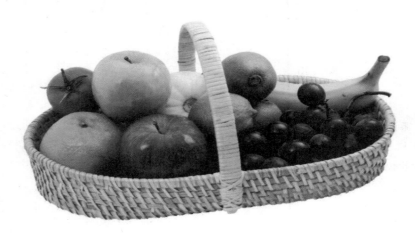

小贴士
水果里藏着大能量

从抗病毒、抗氧化、保护和增强免疫功能等方面考虑，我们除了推荐苹果、猕猴桃、蓝莓外，还推荐食用以下几种水果：

柚 子

富含维生素 C 与类胰岛素等成分。

有降血糖、降血脂、减肥、养容等功效。

柠 檬

有生津止渴、疏滞、健胃、止痛等功能。

改善高血压、心肌梗死患者症状。

可有效地缓解钙离子对血液的凝固作用。

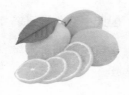

木 瓜

富含 17 种以上氨基酸。能抗菌消炎、舒筋活络、软化血管、祛风止痛。能阻止人体致癌物 N - 亚硝基化合物的合成。

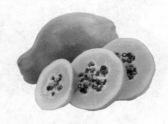

香 蕉

防治便秘、胃溃疡、高血压、低血压、贫血等。

防治皮肤病、动脉硬化、冠心病、咳嗽、支气管炎等。

可以稳定情绪，使人心情愉快。

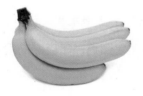

葡 萄

能降低人体血清胆固醇水平。

可抗衰老，并可清除体内的自由基。

有一定的防止健康细胞癌变和防止癌细胞扩散的效果。

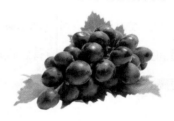

梨

有降低血压、养阴清热的功效。

减轻高血压患者头晕目眩、心悸耳鸣的症状。

具有保肝、助消化及促食欲的作用。

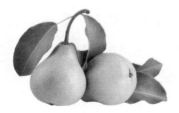

荔 枝

富含维生素和植物蛋白，是提升抗病毒能力的基础要素。

对血液循环有着促进的作用，对肺弱者有滋补的作用。

提升皮肤的抗氧化能力，对祛斑、光洁皮肤也有着一定的效果。

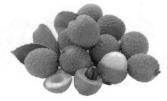

豆浆富含植物雌激素

内分泌失调的女性可适当多饮用豆浆

　　女性常喝豆浆可以调节体内雌激素与孕激素水平，使分泌周期的变化保持正常，能有效预防乳腺癌和宫颈癌、卵巢癌的发生，提高人体的免疫能力。

　　豆浆内含有丰富的氧化剂、矿物质和维生素，还含有一种牛奶所没有的植物雌激素"黄豆苷原"，具有调节女性内分泌系统的功能。每天喝一杯鲜豆浆，可明显改善女性心态和身体素质，延缓皮肤衰老，使皮肤细白光洁。

　　豆浆适宜四季饮用：春、秋两季饮豆浆，滋阴润燥，调和阴阳；夏季饮豆浆，消热防暑，生津止渴；冬季饮豆浆，祛寒暖胃，滋养进补。

　　虽然常饮豆浆对身体大有裨益，但是饮用豆浆也需要注意以下几点。

❌ 忌喝未煮熟的豆浆

豆浆中含有两种有毒物质，会导致蛋白质代谢障碍，并对胃肠道产生刺激，引起中毒症状。预防豆浆中毒的办法就是将豆浆在100℃的高温下煮沸。

❌ 忌冲红糖

豆浆中加红糖喝起来味道甜香，但红糖里的有机酸和豆浆中的蛋白质结合后，可产生变性沉淀物，大大破坏了营养成分。

❌ 忌装保温瓶

保温瓶中的水垢，会以豆浆作为养料，大量繁殖细菌，经过3~4小时就能使豆浆酸败变质。

❌ 忌空腹饮豆浆

空腹喝豆浆时，豆浆里的蛋白质，在体内会迅速转化为热量被消耗，不能充分被人体吸收，这样就会造成营养物质浪费，甚至会加重消化及泌尿系统负担。饮豆浆的同时吃些面包、糕点、馒头等淀粉类食品，可使豆浆中蛋白质等在淀粉的作用下，与胃液较充分地发生酶解，使营养物质被充分吸收。

> ＼ 健康小提示 ／
>
> 当生豆浆加热到80~90℃时，会出现大量的泡沫，很多人误以为此时豆浆已经煮熟，但实际上这是一种"假沸"现象，此时的温度不能破坏豆浆中的皂苷物质。正确的煮豆浆方法应该是，在出现"假沸"现象后继续加热3~5分钟，使泡沫完全消失。

坚果能降低心肌梗死的发病率

坚果中的抗氧化物可保护人体免疫系统

　　减轻压力、缓解疲劳的关键是提高人体免疫力。富含维生素 E 等抗氧化物的天然食物可以控制体内的氧自由基，保护人体的免疫系统。坚果是抗氧化物的最佳来源。

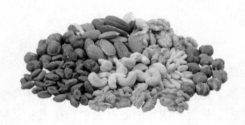

　　研究证实，如果每周吃 5 次坚果，就能使心肌梗死的发病率显著降低。由于坚果富含植物纤维，有助于消化和防治便秘，不会增加体重。每人每天可以吃 6 克左右的坚果，比如榛仁、松仁、杏仁、开心果、葵花子等。

＼ 温馨小提示 ／

　　一般情况下，坚果有很高的热量，并且含有较多的脂肪，凡是怕胖的人、血脂高的人应少吃。

能提高免疫力的坚果

坚果之王——榛子

（1）软化血管，促进胆固醇代谢。

（2）强壮体魄，促进生长发育。

（3）明目健脑，增强记忆力。

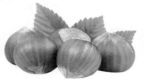

抗癌坚果——杏仁

（1）生津止渴。

（2）润肺定喘。

（3）有效降低心脏病的发病风险。

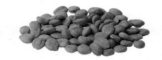

心脏之友——开心果

（1）抗衰老。

（2）润肠通便。

（3）有助于机体排毒。

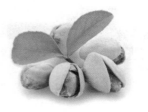

抗衰防老坚果——葵花子

（1）延缓机体细胞衰老。

（2）增强机体抗病能力。

（3）提高大脑记忆功能。

（4）稳定情绪。

（5）降低高血压、心脏病、糖尿病等的发生率。

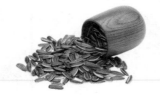

别让坏习惯毁了你的体质

我们都知道，平和体质是最好的体质，也是健康长寿的根基。然而，拥有了平和体质还要尽心维护，否则，就有可能把自己的好体质毁掉。比如酗酒，就是伤害体质的一大恶习。那么，酗酒究竟有多大危害呢？

大量事实证明，少量饮酒可活血通脉、增进食欲、消除疲劳、使人轻快，有助于对营养物质的吸收。而长期过量饮酒能引起慢性酒精中毒，对身体有很多危害，如体内营养素缺乏、损害肝脏、损害消化系统，能刺激食道和胃黏膜，引起消化道黏膜充血、水肿，导致食管炎、胃炎、胃及十二指肠溃疡等。过量饮酒是导致某些消化系统癌症的因素之一。

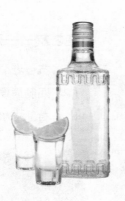

酒精可侵害免疫体系中的吞噬细胞、免疫因子和抗体，致使

人体免疫功能减弱，容易发生感染，引起溶血，久而久之，就可能改变整个人的体质。

过量饮酒的危害人尽皆知，但为什么很多人还没有戒除呢？不是不戒，是难戒！的确，改掉一个习惯很难，但是，为了我们的身体，为了我们的健康，应该对自己要求严格一点儿。

戒酒期间可以多吃些青笋，笋含有一种白色的含氮物质，具有开胃、促进消化、增强食欲的作用，可用于治疗消化不良、呆滞之症。

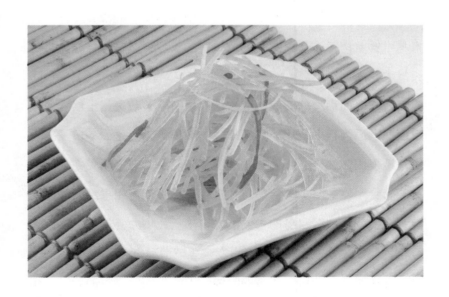

寒冬不要穿短裙

避免因损伤膝关节而降低免疫力

在寒风刺骨的冬季，许多女性朋友仍旧喜欢穿着裙子出门。的确，各种各样的裙子穿在身上，能为女性增添不少独特的魅力。不然，也就不会有这么多爱美女性为了展现自己的淑女形象，在寒冬中穿着裙子，让只穿着薄薄袜子的双腿裸露在外，在冰冷的天气中受冻。

在寒冷而潮湿的天气中穿裙子容易引起关节炎。虽然导致关节疾病的原因很多，比如，经常性的磨损等。但是，冬日受寒肯定是诱发因素之一。膝关节处的皮下脂肪少，很容易受冻，时间一长就会引发关节炎等疾病。并且，膝关节软骨如果经受长期的冷刺激，就会减弱自身的代谢能力，降低免疫力，最终损害到关节软骨，导致膝关节肿胀或者引发膝关节滑膜炎。

女性朋友在冬日穿裙装的时候，下肢受到冷空气的刺激，引起血管收缩，会致使表皮血流不畅。同时，脂肪细胞也会发生变化，大腿部位的皮下脂肪组织很容易出现杏核大小的硬块，其表皮呈紫红色。严重时，腿部还会出现皮肤溃烂的现象，这就是寒冷性脂膜炎。

另外，寒冷的季节穿得少，还会引起感冒等疾病，如果经常感冒，自身的免疫力就会减低，增加其他疾病发病的概率。

总之，冬季穿短裙对女性健康极为不利。专家建议，冬季女性应避免穿紧绷的裤子和短裙，也不可长期穿长筒靴，可以选择穿一些保暖性能好的羊毛裤。在日常生活中，要特别注意做好四肢末端、耳郭、大腿、臀部等部位的防寒工作。要坚持运动锻炼，加强身体血液循环，提高机体对寒冷的适应能力。

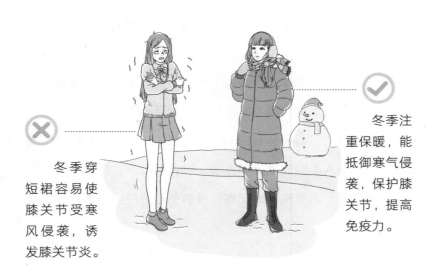

冬季穿短裙容易使膝关节受寒风侵袭，诱发膝关节炎。

冬季注重保暖，能抵御寒气侵袭，保护膝关节，提高免疫力。

经常洗手可避免细菌病毒入侵

用勤洗手来提高自身的免疫力

　　国际食品科学技术联盟专家曾经提出，影响公众健康最重要的一个生活细节在于勤洗手。一般而言，手的活动范围十分大，接触面很广，容易沾染上细菌、病毒、寄生虫虫卵等一些有害物质。因此，勤洗手、保持手部的卫生，特别有助于人的身体健康。

　　洗手不但有利于保持自身的卫生，而且也是一种健康的生活方式，体现了人类文明的不断进步。特别是现代社会人口增加，污染严重，容易引起各种致病细菌、病毒的滋生，这些病原体通过传播，已使人类的健康受到威胁。对我们而言，药物不再是唯一的预防良策，用勤洗手来提高自身的免疫力已成为人们极力推崇的方式。

　　其实，人的一只手上大约有 40 万个细菌。生活中，有的人习惯不好，手一旦不忙了，就抠鼻子、揉眼睛，这时可能会造成鼻子、眼睛黏膜的破损，导致呼吸道中的病菌、手上的病菌乘虚而入，致使健康的身体遭受侵袭。若不注意手部卫生，很容易引发红眼病、皮肤病、肝炎、肠炎、痢疾等接触性疾病及呼吸道传染性疾病。

在人来人往的公共场合及频繁使用的物品中，细菌和病毒的传播是轻而易举的。它们都是传染病交叉感染的高发地，如果我们每天都要接触公共物品，却不重视手部卫生，那么就很容易被传染上某些疾病。勤洗手就是要我们洗去细菌和病毒，洗出卫生与健康。

除此之外，我们每天接触的物品中，也都有细菌、病毒。一根筷子上可能有 700 种细菌，一个塑料玩具上可能携带 3163 种细菌，一个电脑键盘上可能会以每月两克的速度积累各类细菌……而这些细菌正是通过我们的手在传播疾病。手让细菌到处横行，严重侵蚀着我们的身体健康。洗手，即是对自己的生命负责！

把好洗手关才能远离疾病

洗手应在这些情况下进行：饭前饭后；便前便后；吃药之前；触碰过血液、泪液、鼻涕、痰液和唾液后；做完清洁打扫工作后；触碰钱币后；接触陌生人后；从室外回家后；抱孩子前；与病患接触后；触碰眼、口、鼻前；戴口罩前及除口罩后；接触公用物件如扶手、门柄、电梯按钮、公共电话后。另外，接触过传染物品的要经过消毒并反复冲洗。

洗澡最好选择淋浴

淋浴比盆浴更能提高人体免疫力

现代家用洗浴方式中，淋浴越来越普遍，许多人也喜欢用淋浴，这是因为淋浴不仅比盆浴干净卫生，还对健康有益。

我们使用淋浴时，淋浴的喷头在喷射水流时，能在空气中产生大量的阴离子，这些阴离子能促进人体的新陈代谢，加强血液循环，提高人体免疫力。同时，淋浴喷射出来的水流，对人体产生一定的压力，当其喷射在人体皮肤上时，对人体具有一定的按摩作用。

当用盆浴洗澡时，不仅没有按摩养生的功效，还可能会造成皮肤干燥。因为，皮肤长时间浸泡在浴缸里，皮肤本身具有的自然润湿因素被破坏。当其因过量吸收水分而被溶解后，皮肤就不能保持润湿而发生暂时性的脱水，即引起人们所熟悉的"皮肤起皱"。

此外，比起盆浴中的水逐渐变脏，淋浴所用的流动水能使人在整个洗澡的过程中都使用干净的、无污染的水。且淋浴能有效冲洗干净人的头发，淋浴喷出的水可以帮助去除死皮和污垢，还能促进血液循环。在使用淋浴时，若能使用冷热水交替，对促进血液循环更有帮助。由此可知，为了健康和清洁，我们最好选择淋浴代替盆浴洗澡。

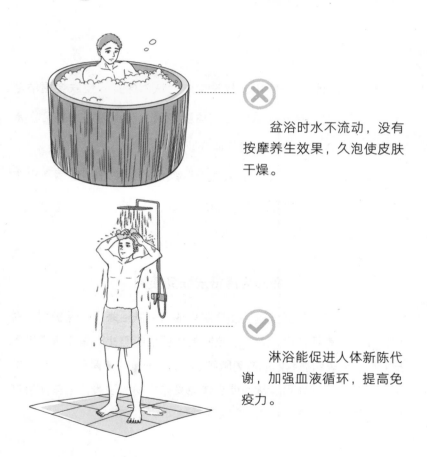

盆浴时水不流动，没有按摩养生效果，久泡使皮肤干燥。

淋浴能促进人体新陈代谢，加强血液循环，提高免疫力。

经常搓澡会引发皮肤疾病

搓澡会降低皮肤免疫力

一些人习惯洗澡时用力搓洗皮肤，认为这样做皮肤会更清洁光滑。实际上，从对皮肤的健康角度来看，洗澡时用力搓会伤害皮肤，长此以往，还会引发皮肤病。

据调查，使用搓澡巾的人患皮肤疾病的概率比不使用搓澡巾搓澡的人高。经常搓澡对皮肤的危害如下：

搓澡会降低皮肤免疫力

角质层及其表面皮脂、脂质膜构成了皮肤最表面的保护层，对保护皮肤有重要作用，尤其是致密的角质层能防止细菌和病毒进入皮肤内，皮表脂质膜内的游离脂肪酸，使皮表 pH 值偏酸，对许多细菌的生长有抑制作用，从而使机体免受微生物的侵袭。搓澡使得这层保护层变薄，降低了皮肤的免疫力。

搓澡会减弱皮肤的保护性

皮肤角质层的半通透膜特性能够很好地防止体内营养物质的流失，如果没有角质层，人体每天通过皮肤所流失的水分将增加 10 倍以上。搓澡时，常常使尚未完全角化的角质细胞过早剥脱，甚至将角质层完全剥脱，大大减弱了皮肤的屏障保护性。

热水浸泡搓洗会引起瘙痒

皮肤在被水浸泡后，角质层含水量增加，变得松散。此时，若用力搓洗则会变成人们常说的"泥"。热水浸泡、搓洗过度导致正常角质细胞的过多脱落及皮脂膜的变薄，这是引起皮肤干燥瘙痒的最常见诱因。

因此，我们在洗澡时要降低澡巾的使用频次，尽量避免用力搓洗皮肤，有效预防皮肤病。

晒太阳为你的健康加分

在阳光中提高免疫力

为了保持美白的肌肤，许多人几乎变成了"套中人"：总是躲在屋子里远离明媚的阳光，即便到了户外也借助遮阳伞、防晒服、防晒霜阻止与阳光的任何一次亲密接触。

但是，你知道吗？阳光绝非你所想的那么"面目可憎"，它可以全面提升你的健康指数，还可以提高你的免疫力！

健康第一分——提高免疫力

阳光中的紫外线光束能刺激人体皮肤中的胆固醇转化成维生素 D，切莫小看这种极普通的维生素，每天只需 0.009 毫克就可使你的免疫力增加 1 倍。

不仅如此，阳光还能够增加血液中的氧和白细胞含量，因此，专家认为，接受日光浴可以提高人体的免疫力。已经有研究表明，规律地接受日光浴可以预防感冒和许多传染性疾病。

健康第二分——让皮肤更健康

爱美的你总是怕皮肤被晒黑甚至晒伤，因而对阳光避之不及。其实，阳光对皮肤的健康大有益处呢！它能提高皮肤的免疫力，杀死皮肤上的细菌，增强皮肤弹性、光泽和柔软性，让肌肤更加完美。最新的科学研究表明，阳光还能预防几种皮肤癌。

健康第三分——预防癌症

最新的医学研究显示，阳光可以停止一些癌细胞的生长，其中包括几种皮肤癌、淋巴瘤、乳腺癌等。充分接受阳光可以增加体内的维生素 D，而科学家认为这就是导致癌变率下降的原因。

瑞典和丹麦的科学家发现，阳光中的紫外线能够将患淋巴瘤的风险降低 30%～40%。美国新墨西哥州大学的研究则发现，接受阳光照射，降低了恶性黑色素癌病患者的死亡率。

此外，生活在阳光明媚的环境里的人，患上乳腺癌的概率也会大大降低。

健康第四分——给你好心情

你一定有过这样的感受：在阳光明媚的日子里，心情也变得灿烂了，工作的效率仿佛也提高了。这是因为阳光能刺激大脑释放出大量能产生愉快感的化学物质，调节你的情绪，使你精神振奋、心情舒畅，变得积极而充满活力。

晒太阳对人的身体健康的确起着重要的作用，但是，晒太阳必须讲究科学。有关专家对此指出，在一天中，有三段时间最适合晒太阳。第一阶段为上午6~9时，这一时间段，阳光的红外线占上风，紫外线偏低，使人感到温暖、舒适、柔和，可以起到活血化淤的作用。第二阶段是上午9~10时，第三阶段是下午4~5时，在这两个时间段内，正值紫外线A占上风，可以促进肠道钙、磷的吸收，有利于促进骨骼正常钙化，增强体质。

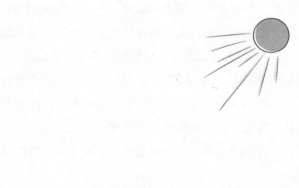

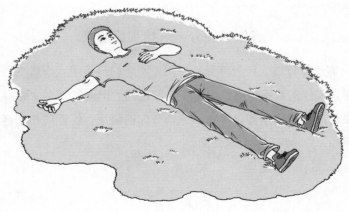

睡出健康好体魄

良好的睡眠能提高对疾病的免疫力

良好的睡眠，是抵御疾病侵袭的第一道防线。因为睡眠不足会使血液中有保护作用的细胞减少，导致人体免疫力下降，这样就增加了患各种疾病的可能。不过，睡得多并不等于睡得好，一般来说，年龄越小，需要的睡眠就越多，这是人体的新陈代谢所决定的正常生理现象。

一般来说，新生儿至少一天需要睡20小时，婴儿需要睡14~15小时，学前儿童需要睡12小时，小学生需要睡10小时，中学生需要睡9小时，大学生至中年人一样需要睡8小时，老年人因新陈代谢减慢，睡眠需要6~7小时。与睡眠时间的长短相比，睡眠的质量更重要。如果习惯每天睡五六小时，就能够达到全身轻松、精力充沛的效果，说明睡眠时间已足够，多睡反而会对健康产生不利影响。

在劳累了一天后，一定要睡个好觉。在睡眠过程中，机体的精气内守于五脏，气血流动较缓，体温下降，代谢过程变慢。通过睡眠使人精、气、神三宝得以保藏和补充，使五脏得以休息，阴阳得以协调，从而恢复到平衡状态。

良好的睡眠能消除全身疲劳，使脑神经、内分泌、体内物质代谢、心血管活动、消化功能、呼吸功能等得到休整，促使身体各部组织生长发育和自我修补，增强免疫功能，提高对疾病的免疫力。相反，缺乏足够的睡眠，人们就会精神不振，注意力不集中，肌肉酸痛，长此以往，还可能会加速大脑功能衰退，引发心血管疾病，引起肌肤血管微循环不畅，出现提前衰老的症状，为许多疾病埋下祸根。所以，有"睡眠是天然的补药"的谚语。睡眠不只是人体基本的生理需要，也是恢复能量、整理记忆的重要环节，更是拥有健康体魄所必不可缺少的组成部分。

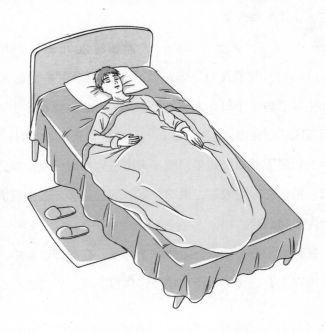

重视午饭后的小睡

白天的睡眠节律往往被繁忙的工作和紧张的情绪所掩盖，或被酒茶之类具有神经兴奋作用的饮料所消除。所以，有些人白天不显困乏感。然而，一旦此类外界刺激减少，人体白天的睡眠节律就会显露出来，到时便会有困乏感，到了中午很自然地想睡觉。

不少人，尤其是从事脑力劳动的人能体会到，午睡后工作效率会大大提高。国外有资料表明，在一些有午睡习惯的国家和地区，其冠心病的发病率要比无午睡习惯的国家低得多。这与午睡能使心血管系统舒缓，并使人体紧张度降低有关。所以，午睡是白天长时间忙碌的能量充电，对工作和健康都有很大的好处，对自身的免疫力也有极大的提高。

不过，有些人习惯或迫于条件所限，在午饭后趴在桌子上午休，殊不知，这样不但休息不好，而且还有碍于身体健康。这是因为，当人们睡眠时，心脏收缩力减弱、心跳减慢、血压下降，导致流经脑部的血液相对减少。若趴在桌子上午休，由于体位的关系会使脑部血液进一步减少，有时在醒来时会感到头晕、头痛、耳鸣、视物模糊和面色苍白。这种症状需要一点儿时间才能逐渐恢复，特别是中午饱食后，此症状尤为显著。

另外，趴在桌子上午睡，手臂垫衬在头面部下，会造成手臂和头面部血管受压，时间一久，手臂就会麻木，对面部的压迫还会影响美容；身体的肌肉不能得到很好的放松，不利于消除疲劳。

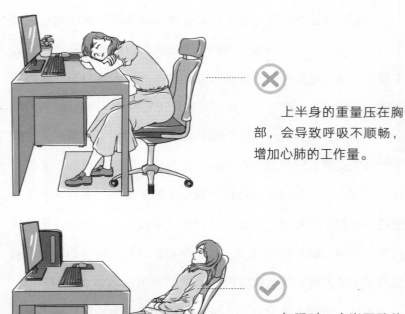

上半身的重量压在胸部，会导致呼吸不顺畅，增加心肺的工作量。

午睡时，应当平卧休息，条件不允许时，也要采取仰躺在椅子里的姿势休息。

长期熬夜是健康的大敌

现在，习惯熬夜的人越来越多了。甚至，对于有些人，熬夜已经成为生活方式的一部分。但是，从健康的角度讲，熬夜还是害处多多的。熬夜会对身体造成多种损害。

经常疲劳

经常熬夜，所造成的后遗症，最严重的就是疲劳、精神不佳；人体的免疫力也会跟着下降，呼吸道感染、胃肠道感染、过敏原等自律神经失调症状都会找上你。

皮肤受损

长时间熬夜，会破坏人体内分泌和神经系统的正常循环。神经系统失调会使皮肤出现干燥、弹性差、缺乏光泽等问题；而内分泌失调会使皮肤出现暗疮、粉刺、黄褐斑、黑斑等。

黑眼圈、眼袋

夜晚是人体的生理休息时间，该休息而没有休息，就会因为过度疲劳，造成眼睛周围的血液循环不良，而引起黑眼圈、眼袋或是白眼球布满血丝。

头　痛

熬夜的隔天，上班或上课时经常会头昏脑涨、注意力无法集中，甚至会出现头痛的现象，长期熬夜、失眠对记忆力也有无形的损伤。

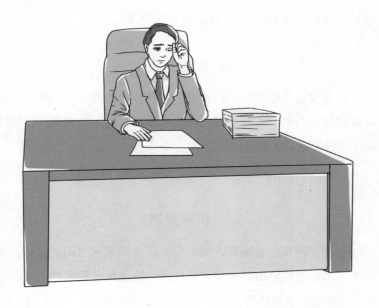

视力下降

长时间超负荷用眼会使眼睛出现疼痛、干涩、发胀等问题，甚至使人患上干眼病症，而不仅仅是"熊猫眼"。

此外，长期熬夜造成的过度劳累还可能诱发中心性视网膜炎，使人出现视力模糊，视野中心有黑影，视物扭曲、变形、缩小，视物颜色改变等问题，导致视力剧降。

所以，熬夜时如果用眼较多，最好间隔 40 分钟休息 10 分钟左右，或者每隔一小时休息 15 分钟左右。可以选择远眺、做眼保健操等方式来缓解视疲劳。

平时的饮食中要保证富含维生素 A 的食物的量，选择牛奶、动物肝脏、胡萝卜、海带、鸡蛋、杞果等。

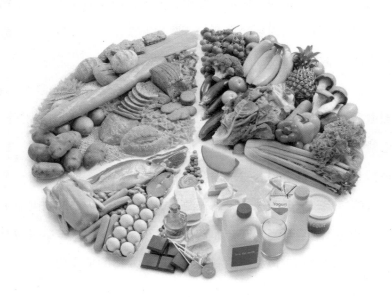

开灯睡觉破坏免疫功能

要睡得舒适安稳，应创造有利于睡眠的必要条件和环境，这包括无光线干扰、不吃得过饱、室内不冷不热、空气清新。其中光线是第一位的。

研究证实，入睡时开灯会抑制人体内一种叫褪黑激素物质的分泌，使人体免疫功能降低。空姐、医生、护士等夜班一族，癌症的发病率比正常人要高出两倍。医学家警告，开灯睡觉不但影响人体免疫力，而且容易患癌症。

在夜里当人体进入睡眠状态时，松果体分泌大量的褪黑激素。褪黑激素的分泌，可以抑制人体交感神经的兴奋性，使得血压下降，心跳速率减慢，心脏得以休息，使人体的免疫功能得到加强，机体得到恢复，甚至还有毒杀癌细胞的效果。但是，松果体有一个最大的特点，只要眼球一见到光源，褪黑激素就会被抑制闸命令停止分泌。一旦灯光大开，加上夜间起夜频繁，那么，褪黑激素的分泌，或多或少都会被抑制而间接影响人体的免疫功能，这就是为什么夜班工作者免疫功能下降，较易患癌的原因之一。

如果人们长期生活在日夜颠倒的环境下，免疫功能会下降。而夜班工作者，要在下班后入睡时，尽量将室内的光线调整到最黑的限度，使大脑中的松果体分泌足够的褪黑激素，以保证人体正常的需要，使疲惫的机体尽快得到恢复。

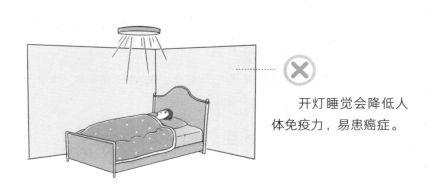

开灯睡觉会降低人体免疫力，易患癌症。

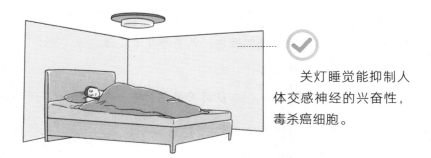

关灯睡觉能抑制人体交感神经的兴奋性，毒杀癌细胞。

测一测

你的生活方式健康吗?

　　你对自己的生活方式了解多少? 你正视过自己的生活方式吗? 不妨通过下面的测试题, 看看你的生活方式是否健康!

1 你对第二天上班所需要的东西如公文包等是怎样准备的?

　A. 当天晚上全部准备好　3分

　B. 家中所有的东西都放得井井有条, 随时即可拿取　1分

　C. 每天早上要花很多时间找　5分

2 当你准备第二天早些起床时, 你是怎样做的?

　A. 预先上好闹钟　1分

　B. 请家人喊醒　3分

　C. 自己相信到时能醒来　5分

3 早上醒来后, 总是有下面哪种情况?

　A. 从容起床, 做些轻微锻炼, 再着手从事要做的事　1分

　B. 立刻跳下床开始工作　3分

　C. 估计时间还来得及, 在被窝里再"舒服一会儿"　5分

4 你的早餐通常是怎样安排的?

　A. 有稀有干, 细嚼慢咽　1分

　B. 不管冷热干稀, 吃几口就走　3分

C. 因时间来不及，下顿再补   5分

5　你动身上班的时间是怎样掌握的?

A. 提前一点时间到达   3分

B. 不快不慢准时到达   1分

C. 慌慌张张，有时迟到   5分

6　不管任务多重、工作多忙，你和同事们也能开开玩笑、说说笑话吗?

A. 有时如此   3分

B. 每天这样   1分

C. 很少这样   5分

7　你如果和朋友、同事对某一问题的认识出现分歧，你打算怎样解决?

A. 坚持己见，争论不休   5分

B. 你认为没必要争论而免开尊口   3分

C. 表明自己观点，但不再争论   1分

8　你的业余时间和节假日是怎样度过的?

A. 事先无打算，凭即兴想法度过   5分

B. 事先有安排   1分

C. AB 兼有   3分

9　你每晚就寝的时间是什么情况?

A. 凭自己兴趣   5分

B. 把事情做完之后　　3分

C. 大体在同一时间　　1分

10 你对文体活动的态度是怎样的？

A. 不感兴趣　　5分

B. 只是以一个旁观者的身份参加　　3分

C. 只要有可能，从不放过　　1分

11 假如自己的身体出现不适时会怎样做？

A. 不当一回事，等挺不住再看医生　　5分

B. 自己随便找些药服用　　3分

C. 赶紧看医生，了解病情并得到及时治疗　　1分

12 接待来访客人，会见朋友对你来说意味着什么？

A. 增加不快和烦恼　　5分

B. 浪费时间　　3分

C. 增进了解，活跃生活　　1分

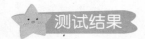 测试结果

12～22分：生活方式健康

　　你能科学地安排生活，这对你从事的工作、学习都会产生积极的影响。健康的生活方式，使你不断获得充沛的精力，并使你的生活丰富多彩。

23~46分：生活方式接近健康

你初步掌握了安排生活的艺术，在一般情况下还能生活自如，但在紧张生活、情绪不佳时，就会出现手忙脚乱的情况，要想使自己的精力更好地适应高效率的工作，还应对生活方式做些调整。

47~60分：生活方式不健康

你可能认为生活方式对你无关紧要，因为你感到目前生活得不错。实际上，这种生活方式已使你的身心健康受到损害，对此毫无察觉是你占有年龄的优势。你应尽早纠正不良的生活方式习惯，使自己生活有节奏，生活方式更健康。

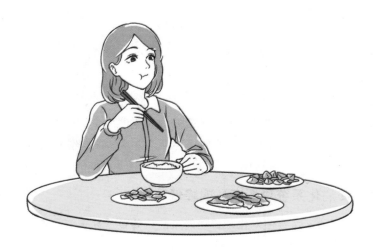

运动不足有损健康

　　人们的生活水平不断提高，大众的饮食结构也随之不断发生变化，加上现代生活设施的不断完善等原因，因缺少运动导致过多热量积存而引起高血压、糖尿病、肥胖症等疾病者越来越多。运动不足主要表现为容易气喘、体力较差等，过去人们认为这只是体质较差而已，但在现代社会被称为运动不足病。

　　运动不足会导致哪些后果？

✖ 免疫能力降低

　　运动、工作对提高人体免疫力具有重要意义。运动不足会使人体免疫细胞数量减少，导致各种感染性疾病极易侵入机体。

✖ 使消化系统功能紊乱或降低

　　运动不足会使消化系统功能紊乱或降低，易患消化道溃疡、胃炎等疾病，还易诱发癌症。

✖ 对全身关节、骨骼有影响

运动不足时，全身关节、骨骼系统会因为失去良好的刺激而影响骨的代谢，并易患各类关节炎、脊柱病等。

✖ 肥胖

食物并不是导致肥胖的唯一根源，实际上，运动量、劳动强度都与肥胖有关。运动不足会导致人体营养比例失衡，引起消瘦或肥胖等。

✖ 引起心脑血管疾病

长时间运动不足，会导致心脏功能减退、心肌衰弱等，会加快血管的功能退化，易出现高血压、动脉硬化等。

生命在于运动，适量的运动有助于增强体质，提升人体适应外界环境的能力，提高生命质量，降低死亡率。多运动可以增强抵抗疾病能力。每周运动不少于两次，每次半小时以上的运动可使心跳速率增加到 120 次 / 分钟以上，从而强化心肺功能。

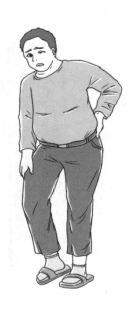

运动是最有效的排毒方式

当体内的毒素"超载"时，运动可以帮你实现迅速有效排毒的目的，在身心愉快的情况下大量流汗，身体里的毒素也随之轻松地排出。

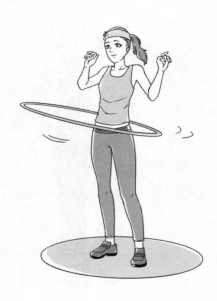

在运动中，人的体温升高将会促进血液循环，并且能够使肌肉结实、改善心脏功能及加强免疫力。

人体具有完善的排毒系统和强大的排毒功能，那么，怎样才能充分发挥人体的排毒功能呢？运动就是调动人体排毒功能的最有效方法！

运动调动排毒功能，有多种具体表现：

出 汗

出汗能够使皮肤毛孔开放、经络疏通，使体内的铅、铝、苯、硫、酚等毒素和一些致癌物质随着汗液排到体外。

促进排便、排尿

运动能改善消化系统的功能，促进胃肠道蠕动，加快食物的消化和吸收，保持大便的通畅。粪便、尿液的毒素最多，如不及时排出，会被人体重新吸收到血液中，不但引起腹胀，还会使人头昏脑涨。所以，排便正常的人群，身体内的毒素会大量减少。

改善呼吸系统

运动可增强肺活量，增加肺的通气、换气功能，可促进排除废气。运动时，比平常多几十倍的氧气，会使血红蛋白的含量增多，提高机体细胞防御毒素的功能。

加速人体血液和淋巴循环

淋巴系统负责对抗有害物质的侵入，并且将身体产生的废物排出体外，这个功能就是"排毒"。淋巴循环和血液循环不同，它的流动完全依赖肌肉的收缩，并没有获得像心脏一样的压缩机来帮助流动。运动可以提高淋巴循环的代谢率和反应性，使毒素不易入侵人体。

养护肝脏、肾等排毒器官

经过实践证明，一些传统的保养方法，如按摩、太极拳、瑜伽等运动，对人体排毒器官的针对性治疗有非常好的功效。

运动会使人通过出汗、排便，使毒素迅速地排出体外。只要坚持运动，可以达到良好的排毒效果。要排毒，还是运动来得最天然、最完全、最有效。另外，运动能增强体质，提高人体的免疫力和对自然环境的适应能力，从而预防疾病发生。在体育锻炼过程中，自然界的各种因素也会对人体产生作用，如日光的照射、空气和温度的变化以及水的刺激等，都会提高人体对外界环境的适应力。所以，经常参加体育运动的人，不仅身体壮实，而且活泼、聪明，反应敏捷，接受新事物也快，平时极少生病。

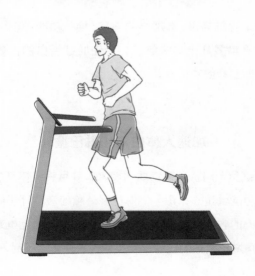

步行是最简单的运动方式

简单的走路也能提高免疫力

现今，时代进步了，人们的生活水平也提高了。现在几乎每个家庭都拥有一种或几种代步工具，自行车、电动车、摩托车、汽车……总的来说，生活中人们走路的机会越来越少。在物质丰富后，开始有更多的人关心起自身的健康，五花八门的锻炼形式、锻炼器材应运而生。可是，据专家介绍，步行是最适用于现代人在现时生活环境里的锻炼方式，当然也是最经济有效的健身活动。

走路对于人体来说，可谓好处多多：不但可以活动关节、舒活筋骨、促进新陈代谢、安定神经系统、锻炼腿肌，还能使大脑皮层得到锻炼，使脑细胞更加活跃。步行其实就是一种对脚掌的按摩，这种按摩方法可以达到促进血液循环、疏通经络的效果。

此外，它还可以增加肺活量、增强肺功能，促进胃肠道蠕动，从而增强人体对食物的消化和营养的吸收能力，提高免疫力，使人拥有令人羡慕的健康身体和愉悦的精神面貌。可是，走路的时候也有一些必须注意的细节。

一般而言，走路的最好季节应该是在冬春两季，最合适的时间是早晨 5：00—6：30，傍晚 6：00—7：00。

　　走路时要注意姿势，要挺胸、抿嘴、抬头、直视前方。双手要随着身体有节奏地左右摆动，步伐要深沉有力并尽量舒缓，把上身的气都压下去。

　　走路时，应掌握"三、五、七"的原则。"三"是说每天步行约 3 千米，时间要尽量在 30 分钟以上；"五"是说每周要坚持 5 次以上的运动；"七"指运动量属中等强度的人在运动后的心率加年龄大概在 170 左右。如果身体素质本来就很好或有运动基础者，年龄与心率之和通常可达到 190 左右。但身体素质较差者，年龄与心率加起来只能达到大约 150，否则，有可能会导致无氧代谢，从而出现不良影响或意外。

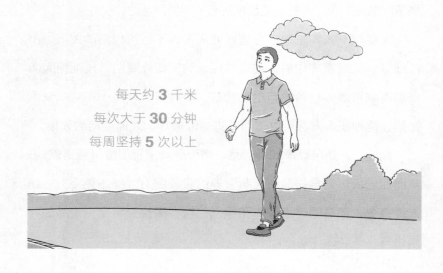

每天约 **3** 千米
每次大于 **30** 分钟
每周坚持 **5** 次以上

每爬一层楼，增寿 10 秒钟

爬楼梯也对提高免疫力有帮助

爬楼梯对于大家来说，是最简便的运动方式。而且，根据医学研究证实，人平均每爬一层楼，就可以增加 10 秒钟的寿命。经常爬楼梯的人比乘电梯的人心脏病发病概率要少 1/4，每天上下六层楼 3~5 次的人，比那些不运动的人死亡率低 1/3。

爬楼梯是一种全身性的运动，人在爬楼梯时，不仅双脚与双臂都得到了锻炼，全身的肌肉也都会产生运动感，从而能够有效地增强体力，在一定程度上延缓衰老。

爬楼梯能够增强人体细胞的新陈代谢，有效地增强肌肉活力。这种有氧运动可以改善血液循环与呼吸系统，还可以提高骨髓的造血功能，这样一来，人体内的红细胞与血红蛋白数量就能明显增多，有助于提高人体免疫力，有效延缓衰老。

注意，下楼梯时下肢的承重加大，反复重复这一动作，对膝、踝等关节直接作用力也增大。因此，民间有"上楼健身，下楼伤身"的说法，大家可多做上楼的动作，尽量少做下楼的动作。

需要注意的是，爬楼梯锻炼应与步行、慢跑等健身锻炼相结合，不要以此取代其他锻炼。膝关节受过外伤者和骨关节有陈旧损伤的人并不适合爬楼健身。

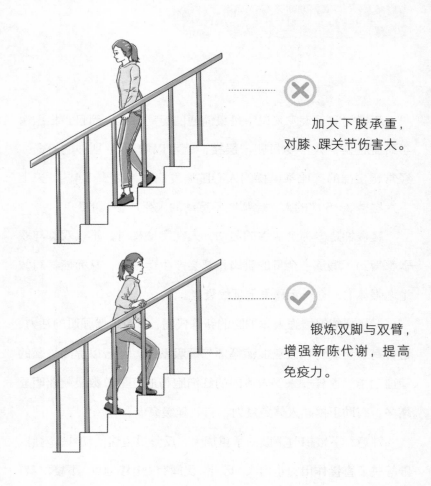

加大下肢承重，对膝、踝关节伤害大。

锻炼双脚与双臂，增强新陈代谢，提高免疫力。

瑜伽是女性健身的好方式

瑜伽并非只是一套流行或时髦的健身运动这么简单。瑜伽可以通过运动身体和调控呼吸，控制心智和情感，保持身体健康，提高免疫力。所以，它成为现代社会中青年女性的最佳健身方式。

瑜伽并不是一种神秘的健身方式，而是生理上的动态运动及心灵上的练习，也是应用在每天的生活哲学。

瑜伽的最终目标就是能控制自己，能驾驭身体感官，以及能驯服似乎永无休止的内心。

瑜伽包含伸展、力量、耐力和强化心肺功能的练习，能够促进身体健康，有协调整个机体的功能，学习如何使身体健康运作的同时也增加了身体的活力。

此外，瑜伽还能够培养心灵和谐，使情感处于稳定的状态，同时，也能引导改善自身的生理、感情、心理和精神状态，使身体协调平衡，保持健康。

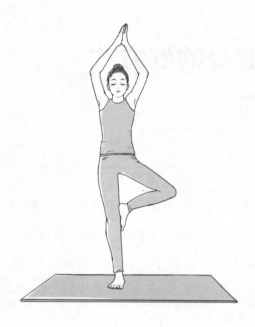

在瑜伽锻炼中，意念入静，神经系统处于内抑制状态，对机体有很好的保护作用，入静能消除大脑皮层的紧张状态，加强大脑皮层的调节功能，改善全身脏器的功能状态。

练习瑜伽能促进血循环，使毛细血管扩张，脉搏跳动增强；练功后，心率有相应的减慢；深吸气时，心脏搏出量增加；深呼气时，心脏回血量也增加。利用呼吸锻炼可以减轻心脏的负担，减少心脏的耗氧量，增强心脏的功能。

练功入静时，大脑皮层处于内抑制状态，受大脑皮层控制的各内分泌腺相互之间有密切的关系，它们互相连成了一个完整的系统，并受神经体液的支配，因而可以保持内分泌的协同作用来适应机体的需要。此外，瑜伽锻炼能使皮质激素、生长激素分泌量减少，从而使蛋白质更新率变慢、酶活性改变，并使免疫功能强化。

按摩能祛除体内寒气

按摩也是祛除体内寒气的一种有效的方法。

按摩能够疏通经络。按摩不是随便在人体的某个部位推拿一下就可以发挥作用，而是具有一定的规律性。它是循经取穴，通过按摩对穴位进行刺激，而穴位是经络与体表连接的特殊部位，人们可以通过刺激穴位来调节经络。按摩的原理就是通过穴位刺激来疏通经络，增强经络气血运行、反映病症、调整虚实、传导感应等功能，经络疏通了，气血运行好，人的免疫力就提高，寒气就容易祛除。

按摩可以增强体质，有效祛除寒气。按摩能够促进人体新陈代谢，加速血液循环，增强白细胞的吞噬能力，因此，按摩可以有效提高人体免疫力。

按摩可以调节人体神经系统。神经系统协调着身体的各项生理活动，如果神经系统出现异常，就会影响人体内某些器官正常功能的发挥，就会发生病变，比如，精神不好的人往往会食欲缺乏，这说明胃肠道消化功能受到了影响。

按摩的手法非常容易操作。我们每个人都能做，而且效果非常好。最简单有效的按摩手法有三种。

点揉穴位

用手指指肚按压穴位。不管何时何地，只要能空出一只手来就可以。

敲揉经络

敲法即是借助保健锤等工具刺激经络的方法；用指端或大鱼际或掌根，按于一定部位或穴位上，作顺时针或逆时针方向旋转揉动，即为揉法。这种方法相对推捋来说刺激量要大些，有人甚至提出敲揉比针灸效果还好。

推捋经络

推法又包括直推法、旋推法和分推法。直推法就是用拇指指腹或食、中指指腹在皮肤上做直线推动；旋推法是用拇指指腹在皮肤上做螺旋形推动；而分推法是用双手拇指指腹在穴位中点向两侧方向推动。比如，走路多了，双腿发沉，这时身体取坐位，把手自然分开，放在腿上，由上往下推，拇指和中指的位置推的就是脾经和胃经，脾主肌肉，推脾、胃经可以疏通这两条经的经气，从而达到放松肌肉的效果。

耳部按摩有利身心

经常对耳部进行按摩，能消除疲劳、振奋精神、促进思维、清神醒脑；能活跃肾脏内气、抗衰防老；能促进胆汁分泌，有利于胆道的通畅，防治胆囊炎、胆石症等疾病的发生；能促进血液循环，防止动脉硬化和高血压病形成。经常按摩耳部，可以通过刺激穴位、按摩经络，促使气血运行，调动体内的正气，提高人体对疾病的免疫力，以保持相对的生理平衡，还能使耳膜保持良好的功能。

经常按摩耳部，能起到安抚情绪、愉悦心情的作用，对身体很多功能起到调节作用，使身体更加健康强壮，有百利而无一害。其实，人体许多病痛也都能通过按摩耳部这种简单有效的方法得到解决。按摩耳部，不仅能增强耳的听力和平衡作用，而且能起到养生作用。

先将两手掌搓热，用两手掌的掌心对准耳郭轻轻揉搓，先上下揉，再前后揉，最后转圈揉，直到局部发红发热为止，不仅可以促进血液循环，还可以让身体舒适。

用两只手的拇指和食指捏住两耳垂，轻轻牵拉，先上下牵拉60下，再前后牵拉50下，经常这样按摩，可以提高听力。

两手的小手指分别插入两耳外耳道，前后旋转，像钻头钻东西一样，连续钻50下。经常按摩，可使头脑清醒、心情舒畅。

两手食指按压住耳孔前面的耳屏，一按一松，使外界的气体对鼓膜产生按摩作用，连续按压50下。经常按耳屏，可以通过按摩耳屏上的穴位从而影响肾，促进机体强健。

两手四指并拢托住耳后背，轻轻向前推，使耳郭盖住耳孔，然后松开，如此反复推耳背50下，可以消除疲劳，达到强身健体的功效。

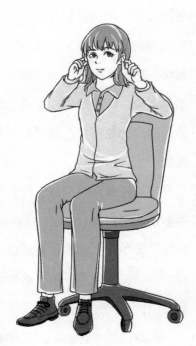

做完后，再空握拳，两拇指屈曲，以拇指背侧所突出的指间关节为接触点，按揉两耳耳屏前方的凹陷处，然后再用拇指、食指对合摩揉两耳耳郭。这有通窍聪耳、醒脑宁神等作用，可防治耳鸣、耳聋、牙关不利、失眠等多种病症。

按按足底就能通经活络

在医学上，脚有"人的第二心脏"之称，由此可见，脚对健康的重要性。所以，现在很多足疗、足浴、足部按摩非常受欢迎。人们感觉累了、压力大了、浑身不舒服又查不出什么毛病的时候，就想着去做足疗推拿，放松一下身心。

人的脚底穴位分布密集，五脏六腑都在脚底有对应的反射区，经常进行足底按摩就能通经活络，使内脏得到相应的刺激，促进人体健康。所以足底就是我们进行自我保健的理想阵地。

现代人生活节奏快，工作压力大，免疫力日渐衰退，经常按摩脚底的涌泉穴就能有效地提高免疫力。涌泉穴是足少阴肾经的起点，按摩这个穴位，有滋阴补肾、颐养五脏六腑的作用。能活跃肾经内气，强壮身体，防止早衰，有利于健康长寿。老年人常按摩此穴位，还能防止腿脚麻木、行动无力脚心凉冷等现象。

在双足的大脚趾前端，有通向人体肝、胆和脾的穴位，当你有腹部膨胀、打嗝、吐苦水等消化不良症状时，刺激这些穴位，症状就能得到缓解。如果你经常头晕、乏力、面色苍白，这可能是贫血的表现，除了在饮食上多吃红枣、猪肝之类的食物以外，刺激小脚趾部位的反射区也能起到一定的辅助作用。

现代人都很忙碌，每天加班加点，即使睡眠也是"假寐"，脑子里还在不停地想着工作的事，根本睡不好，第二天上班也是无精打采。而经常按摩靠近脚掌根部1/3处的失眠点，就可以每天香甜入梦。

如今我们的工作都离不开电脑，但是，长期坐在电脑跟前就导致了诸如颈椎病、肩周炎等"电脑病"，经常进行足底按摩可以有效对抗这些病症。颈肩肌肉反射区在双足大脚趾指腹根部横纹处，和双足外侧第五趾骨中部（足外侧最突出点中部）。每天按摩该处穴位两次，每次10～30分钟，坚持两周，就会有明显效果。

自己在家进行足底按摩时，手法要准确，否则，达不到祛病健身的目的。更重要的是要长期坚持，每天两次，每次30～40分钟，用力的轻重缓急要根据个人情况而定。通常要按摩至局部发红、发热为止。身体较弱，或者无法容忍疼痛者，必须减小力度，或者减少时间。对于严重的心脏病及肾病患者，更要缓慢、柔和进行。

在这里要提醒大家的是，足底按摩前最好配合热水泡脚，边浸泡边用两脚互搓，或用手在水中搓足，5～15分钟后用毛巾擦干，再进行按摩，效果会更好。

笑口常开能防病抗衰

在紧张的工作之余，不要忘记经常开怀大笑一下。只有笑口常开，才能青春常在。笑，不仅是治病的良方，也是健康的使者。经常微笑，能防病健身抗衰老。

许多病痛，特别是心理疾病，会随着笑声而销声匿迹。笑是调节人体神经状态的最好方法。因为人在笑时肺部扩张，氧气可畅通无阻地到达全身，同时，笑相当于心脏按摩，有助于血液循环，胸肌伸展、提高免疫力。笑还可以减轻压抑和紧张情绪，增强消化系统、心血管系统及自主神经系统的功能，减少偏头疼和后背痛的发生。

笑能防病、治病是有科学原理的，因为笑能增强腹肌收缩，使经络疏通，血气和畅，提高人体免疫力；笑能使忧郁、焦虑心理得到放松，使被压抑的情绪得到释放，从而达到心理平衡，保持心理健康，这对防病、治病至关重要。

此外，笑能促进脑下垂体产生内啡肽，它是天然麻醉剂，如果笑到肚子痛，还能清肺，促进血液循环，释放天然的止痛药——

内啡肽。

"笑一笑，十年少；恼一恼，老一老"，大笑会引起心态情绪发生较大变化，使人的呼吸、血液、内分泌及各脏腑功能出现异常或较剧烈的变化。对健康人来说，大笑不会有什么问题，但对有潜在疾病或特殊情况的人，可能有危害。

✖ 不宜大笑的人

（1）高血压患者。高血压患者若放声大笑，会引起血压骤升，易诱发脑出血。

（2）脑血管病患者。如果脑血管病患者正处于恢复期，大笑会导致病情反复。

（3）刚做完外科手术的患者，特别是胸腔手术后不久的患者。大笑会影响伤口的愈合，还会使疼痛加剧。

（4）疝气患者。疝气患者经常大笑可使腹腔内压增加，导致疝囊增大，使病情加重。

（5）心肌炎患者。大笑会加剧心肌缺血，引起心力衰竭甚至猝死。

（6）孕妇。孕妇大笑时腹腔内压增大，易导致流产或早产。

✖ 不宜大笑的情况

（1）进食或饮水时。此时，大笑易使食物或水进入气管，导致剧烈咳嗽或窒息。特别是儿童，更容易出现这种情况，因此，在孩子吃东西或喝水时，千万不能逗他们大笑。

（2）饱食之后。吃得很饱后大笑，易诱发阑尾炎或肠扭转等疾病。

让放松成为一种习惯

远离疲劳也可以提高免疫力

紧张、忧虑和情绪不安是导致疲劳的三大因素，这种疲劳是一种经过休息或睡眠都不能解除的疲劳，还会使人免疫力下降，容易感冒、精力衰退等。

那么，我们应该怎样做，才能使放松形成一种习惯，远离紧张、忧虑等情绪，让自己能够远离疲劳，保持充沛的精力，逐步提高自己的免疫力呢？

学会放松自己的身体

首先，从眼睛开始，当你感觉到疲惫时，轻轻闭上双眼，默默对眼睛低语："放松，放松，不要紧张，不要皱眉，放松，放松。"如此反复1~2分钟，再缓慢睁开双眼，就会感觉到自己比之前放松了不少。接着，再放松身体的其他部位，头、脖子、胳膊、背、腿、脚等。总之，只要有累的感觉，就暂停手中的事情，给身体短暂而愉快的放松。

经常休息

在感觉到疲倦之前就停下来去休息，这样会比疲惫时再放松的效果好很多。平时工作时，每1小时后就休息一会儿。每天中午坚持午睡，哪怕时间很短，也能为下午的工作和学习养精蓄锐。不要总说自己忙，没有休息时间，其实，时间是可以挤出来的，不会休息的人就不会工作。一定要学会适当停下前进的脚步，才能为更好的出发打下基础。

采取舒服姿势

在工作和学习时，要采取舒服且正确的姿势，因为身体的紧张会产生肩膀的疼痛和精神上的疲劳，会对正常的工作和学习造成一定的影响。

保持积极乐观的心态

由于现在日益加大的竞争压力，我们会经常感觉到疲惫，其实并不是工作本身过于劳累。根据科学研究显示，单单用脑，不会使你疲倦。心理治疗专家大都认为，我们所感到的疲劳，多半是由心理、精神和情感因素所引起的。所以，不管遇到什么不愉快之事，都要勇敢地面对现实，不要忧虑，要乐观地积极面对，并努力想办法解决。据调查显示，不知如何抗拒忧虑的人寿命相对会短一些。所以，要随时控制自己的情绪，让自己处于快乐的状态中，怡然自得地度过每一天。

学会调节生活

不论工作有多么忙，也不论手头的工作有多么的重要，一定不能忘记享受生活的乐趣，体味生命的真谛。在疲惫之余，不妨暂时逃离那令你窒息的生活环境，给自己的身心放一个小假，进行一次短途旅行，可以看看风景、爬爬山，或者去公园呼吸一下新鲜空气，听一听音乐，学会偷得浮生半日闲，这对于整日忙碌的人非常重要。工作和学习并不是我们的一切，因为学习是为了生活，工作也是为了生活，实在没有必要因为学习和工作中的困难而烦恼，甚至身心俱疲，打扰了自己本该轻松、愉快的生活。所以，要随时记得调节平衡好学习、工作与生活之间的关系。

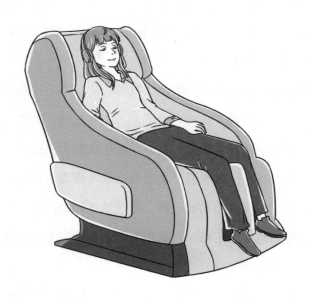

学会调节自己的情绪

不要让抑郁和焦虑摧毁你的免疫力

现在生活节奏快，绝大部分人都以工作为中心，下班后也不懂得放松自己。长此以往，还会使体内产生和积累大量毒素，并伤害到自身的精神状态，让自己的免疫力逐渐下降。但这些负面情绪并非无法预防，我们在了解它的同时，也可以想办法调节它，避免它摧毁我们的免疫力。

抑郁症通常表现为长时间情绪低落、闷闷不乐或悲伤欲绝，对日常生活失去兴趣，精神萎靡不振，失去自信。心理上的忧郁常常还会带来功能上的失调，其外在症状表现为失眠、疲劳、无精打采、冷漠等，严重者甚至会出现自杀等极端自残的念头。患上抑郁症后，人体免疫功能下降，生理功能减退，社会交往、工作和生活能力也随之下降，也就是人们通常所说的"人体内在功力"缺乏，提不起精神。

远离抑郁可以通过心理调节来维持心理平衡。不同的阶段找不同的事做，制定合适的短期目标，每做完一件事停下来充分享受完成任务的成就感。多与人交流，尤其应多交乐观活泼的朋友。每天要晒太阳提神，在上午接受日照半小时，对经常处于萎靡状态、有忧郁倾向的人很有效。

焦虑已经成为现代人普遍的心病，有人甚至说，现在就是一个"焦虑的时代"，人人都有焦虑情绪。这不仅是指对未来莫名的担忧而引起的紧张状态，而且是杞人忧天式的虚无妄想，对事物的危险性进行无限放大，感觉生活周围危机四伏，以致风声鹤唳、草木皆兵，明知没有必要如此不安，却无法控制自己的情绪，更无从自我解脱。而这些并非来自真实的生活环境，而完全来自内心的威胁，心理学上称为"心理炒股"，所以焦虑症还包括强迫症、恐惧症、创后障碍等症状。

人人都有焦虑情绪，有的还十分严重，不过，通过自我调节和与人沟通，大部分人都可以恢复正常。但是，如果焦虑情绪持续三个月以上，并伴随着失眠、心慌、头痛、困倦、食欲缺乏、精神萎靡、坐立不安、记忆力减退、自主性神经系统紊乱等症状，就是焦虑症了。焦虑症要找心理医生进行治疗。

解除焦虑情绪要尽力去适应环境，多换几个角度去看问题，做到与时俱进，而不是墨守成规。把所有的精力都集中在今天要干什么，现在要干什么上，杞人忧天对事情没有任何帮助。要正确对待自己，明确自己可以达到的程度，不自卑、不自傲。也要正确对待别人，处理好人际关系。

紧张是束缚自己的枷锁

过度紧张会让你的免疫系统受影响

随着压力的不断增加，人们普遍有一种紧迫感、危机感，心理压力加大，很容易出现精神紧张，不但影响了正常的工作和学习，对健康也十分不利。

紧张情绪是人们精神活动的一种现象，是一种因某种压力所引起的高度调动人体内部潜力以对付压力而出现的生理和心理上的应激变化。适度的紧张有助于激发人的内在潜力，但过度紧张会影响人们的身心健康，降低人体的免疫力，所以应该适时调整。

人们的工作、生活的压力加大，精神上的弦也绷得越来越紧。尤其是高级职员和管理阶层，"工作时间"已经远远超过了法定的范围，休闲、放松的机会也相应大大缩水。更应认识到的是，这种生活模式是整个社会竞争所要求和期待的。在商业机遇难以捕捉、工作职位不再有保障的今天，很多人都处于长时间的紧张和应激状态。

精神紧张一般分为弱的、适度的和强的三种。人们需要适度的精神紧张，因为这是人们解决问题的必要条件。

但是，过度的精神紧张，却不利于问题的解决。例如，高考时年年都有考生晕场，就是由于临考前一段时间过多地考虑了考试成绩好坏对自己终生的影响，过重的精神负担必然造成这样的动机："我一定要考好，不然这一辈子就完了。"这种强动机势必造成过度精神紧张，妨碍大脑的正常思维活动，结果反而考不出好成绩，甚至晕场。

过度精神紧张还容易造成情绪消沉、悲观厌世、自我封闭。一个人如果长时间处于这种心理状态，发展下去就会导致一系列心因性疾病的发生，严重的可导致性格变态，少数人还会自杀。

有时候，我们会不知不觉陷入紧张情绪，此时，我们就要找到消除紧张的方法。

富有幽默感

我们每个人都应活得轻松些，尤其当自己身处逆境时，要学会超脱，"来日方长"，要看到生活好的一面，让自己无忧无虑、自得轻松。

当机立断

死守着一个毫无希望的目标，不论对你自己，还是对你周围的人，都会增加心理压力使精神紧张。一个精明人一旦打算完成某项任务，就应马上做出决断并付诸行动；当发现自己做的决定错误时，就应立即另谋他途，优柔寡断，则会加重精神负担。

相信自己

　　这里所说的自信不是狂妄自大，也不是自以为是，而是要学会自我控制。如果只指望他人把事情办好，或坐待他人把事情办好，就可能使你处于被动地位，成为环境的牺牲品。因此，办任何事情，首先要相信自己、依靠自己，不要将希望寄托于别人，否则，将坐失良机，使自己产生懊丧心理，加重精神紧张。

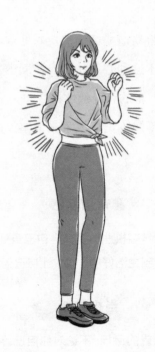

正确面对压力

适当施压可提高免疫力

很多人因为面对工作中的诸多压力，比如，升职、调薪、人际关系等，使自己出现了心理或生理等方面的状况，之后又由于没有能够进行及时调整和缓解，使压力进一步发展，最后致使工作和生活都出现了困扰。

适度的压力能够使人挑战自我、挖掘潜力、提高效率、激起创造性。最近的医学研究调查显示，一定的工作压力可以提高人体的免疫能力，有助于预防轻微疾病。

面对压力时，若能以乐观的态度，从容有条理地处理工作，压力不仅成了动力，还可以提高你的免疫能力；若带着悲观的情绪，长此以往，陷入重重压力的恶性循环，就会对身体有害。

适当地施加压力，从事一定量的劳动，无论是体力劳动还是脑力劳动，对于提高免疫力、保持身体健康都是有益的；但是，如果过度劳累、压力过大，将会破坏身体的免疫系统，直接导致个人身体无力抵抗病毒入侵。

压力对健康的影响

压力与心身健康

典型的心身疾病有冠心病、原发性高血压、胃及十二指肠溃疡等。这些疾病是在多种致病因素相互作用下引起的，其中压力起到了重要作用。有研究显示，与上司、工作伙伴或家庭成员不停地发生争执等，会使患身心疾病的概率升高3~5倍。

压力与情绪、行为

压力可以给人带来鼓励，让人振奋，使人心情愉快、精力充沛。压力也可以使人产生焦虑、恐怖和抑郁等情绪。压力还可以使人表现为情绪易波动、易激惹、易疲劳，注意力分散，记忆力下降和工作效率降低等。此时，若不及时采取措施进行干预，就有可能会发展为疾病。

压力与支持系统

支持系统（家庭社会支持系统）是指当个人遇到各种不良压力性事件或困境时，家庭成员、亲戚朋友、同事领导、工作单位、社会团体、政府部门等给予其精神上或物质上的支持与援助。支持系统对人们的压力处境能够起到"减压"或缓冲调节的作用。

压力与精神疾病

压力与功能性精神疾病的发病关系密切，压力不仅可以直接引起疾病，而且可以诱发疾病的症状、加重病情和延长病程。例如，神经症的发病与心理社会因素之间的关系已众所周知，各种神经症在发病时，患者或多或少都有过不良的压力体验。

过大的工作压力，会使人出现焦虑、沮丧、发怒，直至出现生理方面的疾病，比如，心血管疾病、头痛等。

　　近年来，职场中的年轻人不断爆出悲剧的案例，已为人们敲响了严峻的警钟。面对这种状况，我们应该及时缓解工作中的压力，做到不将工作情绪转移至生活中，影响生活质量和身心健康。

　　如果感觉自己已经被紧张的工作压得透不过气来的时候，最好立即把手头的工作暂停片刻，轻松休息一下，缓解由于之前工作所造成的疲劳。经过短暂的休息后，再次投入工作中，相信会做得更好。

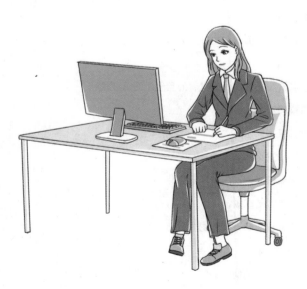

测一测

你被压得喘不过气了吗？

自我检查心理压力，可根据日本大学医学部公布的调查研究报告编制的一份诊断表来测试。

这个诊断表列举了 30 项自我诊断的症状：

- ☐ 早上经常有起不来的倦怠感。
- ☐ 与人交际应酬变得很不起劲。
- ☐ 经常患感冒，且不易治愈。
- ☐ 眼睛很容易疲劳。
- ☐ 有头晕眼花的情形发生。
- ☐ 经常喉痛。
- ☐ 有腹部发胀、疼痛的感觉，而且经常腹泻或便秘。
- ☐ 有胸痛情况发生。
- ☐ 手掌和腋下常出汗。
- ☐ 常有手脚发冷的情形。
- ☐ 突然出现呼吸困难的苦闷窒息感。
- ☐ 时有心脏悸动现象。
- ☐ 有头重感或头脑不清醒的昏沉感。
- ☐ 有耳鸣的现象。
- ☐ 站立时有头晕的情形。
- ☐ 面对自己喜欢吃的东西，却毫无食欲。
- ☐ 背部和腰经常疼痛。
- ☐ 有体重减轻的现象。

- ☐ 睡眠不好。
- ☐ 有鼻塞现象。
- ☐ 口腔内有破裂或溃烂情形发生。
- ☐ 舌头上出现白苔。
- ☐ 常觉得吃下的东西好像沉积在胃里。
- ☐ 肩部很容易僵硬酸痛。
- ☐ 疲劳感不易消除。
- ☐ 稍微做一点事就感到很疲劳。
- ☐ 不能集中精力专心做事。
- ☐ 在深夜突然醒来时不易继续再睡着。
- ☐ 睡眠时经常做梦。
- ☐ 稍有一点儿不顺心就会生气，且常有不安的情绪产生。

○ 测试结果

（1）在这些症状中，你若出现了 5 项，属于轻微紧张型，只需多加留意，注意调适休息便可以恢复。

（2）如有 11~20 项，则属于严重紧张型，就有必要去看医生了。

（3）如果在 21 项以上，那么就会出现相应障碍的问题，这就需要引起特别的注意。

> ＼ 健康小提示 ／
>
> 压力其实是来自一种不良习惯，如习惯性地以消极念头看待自己和生活中的人，习惯性地自我怀疑和自我批评，习惯性地躲避压力。多年养成的不良习惯需要我们花时间和精力去改善。

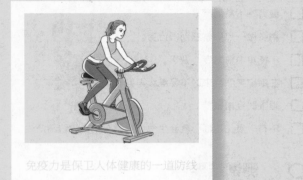

免疫力是保卫人体健康的一道防线

♥　♥　♥

免疫力与生活中的各方面都息息相关。

03

免疫力知多少

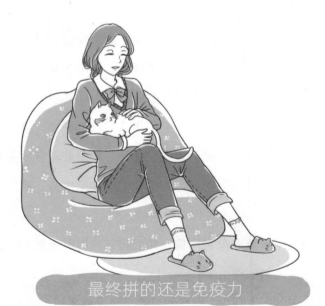

最终拼的还是免疫力

什么是免疫力低下？

 是指人体对体内外致病因素的反应力低下。

人体对体内外致病因素的反应力低下即为免疫力低下，这是导致感染疾病和疾病迁延不愈的重要原因。环境污染、压力巨大和营养不均衡是导致免疫力低下的主要因素。

处于亚健康的人因为工作紧张和生活习惯的改变，生活无规律，疲惫的身心不能得到及时有效的休息，睡眠和营养得不到及时补充，免疫力降低较为明显。处于亚健康状态的人，常因免疫力低下而导致感冒、肝炎等传染性疾病。

亚健康对上班族的危害严重，如要将其危害降至最低，以下上班族的养生之道值得借鉴：

树立先进的健康观念，拥有强烈的自我保健意识；平衡膳食；坚持运动。

失眠会造成免疫力低下吗？

 失眠的一个内在表现就是免疫力下降。

　　权威调查表明，中国大约有 3 亿多成年人患有失眠等睡眠障碍，20%～30% 的人有不同程度的睡眠疾病，40% 以上的老年人在睡眠方面存在问题。睡眠障碍是困扰人类健康的一个难题，经常失眠对健康的危害很大。

　　失眠症状的外在表现：起床后感到关节僵直，无精打采，疲倦乏力，头昏不舒，面色灰黄，皱纹增多，脱发白发增多，衰老加快。内在表现：免疫力下降，细胞老化，各器官超负荷运行受损，神经处于紧张状态，易引起神经衰弱，思路不清晰，精力无法集中，动作无法协调，不能明确地表达自己的意思，感到烦躁不安、易怒。

假日睡懒觉会使人的免疫力下降吗？

 假日经常睡懒觉使人免疫力降低，易患病。

经过一周的繁忙工作，终于迎来了周末，这时，许多人常常会禁不住睡懒觉，却不知假日经常睡懒觉对自身健康危害极大。成年人正常的睡眠时间是 7 小时左右，在周末可以适当赖床，有助于恢复体力，消除疲劳。但若睡的时间过长，不仅消除不了疲劳，反而对健康有以下危害：

（1）内分泌紊乱：睡懒觉会打乱体内生物钟节律，正常的生物规律调节着人体各种生理活动，使人白天精力充沛、夜里睡眠安稳。一旦节律被打乱，则会造成内分泌紊乱，激素分泌异常，往往引起精神不振，情绪低落，同时，使人免疫力降低，易患病，严重时还可诱发某种精神障碍性疾病。

（2）引起消化道疾病：按照正常的起居习惯，一般早饭在 7

点左右,此时,人体胃肠常常处于收缩状态,若因睡懒觉而不进食,往往会使胃肠过度收缩,长此以往,易发生消化不良,引发慢性胃炎、溃疡病等消化道疾病。

（3）降低肌肉兴奋性：经过一夜的睡眠,在清晨肌肉处于放松状态。醒后应及时起床运动,加速肌肉血液循环,增加血液供应,从而有利于肌肉纤维增粗。但是,睡懒觉的人,其肌肉组织长时间处于松缓状态,代谢物不能及时排除,在起床后常常会感到腿酸软无力、腰部不适。

（4）智力下降,记忆力减退：常睡懒觉还可影响人的记忆力,降低工作效率,因此,早睡早起是一种良好的生活习惯,即使是在节假日,也应坚持良好的生活习惯,确保身心健康。

（5）危害呼吸道及心脏健康：睡懒觉的人运动量相对较少,加上卧室里早上的空气污浊,极易感染病菌,引起呼吸道疾病。此外,睡懒觉时心脏处于休息状态,心跳、收缩力、排血量均下降,长时间睡眠会破坏心脏运动的规律,影响心脏的健康。

长期吃素是不是可以提高免疫力？

 素食可提高免疫力，但不能长期吃素，荤素搭配才健康。

素食可提高人体免疫力。有关资料表明，长期吃素的人，其体内白细胞的抗肿瘤的能力比长期吃肉的人强两倍，患心血管疾病、癌症、痛风、关节炎、肾功能衰竭、阿尔茨海默病等疾病的概率也比普通人小。

研究证实，人聪明与否，主要取决于脑细胞间传递信息的速度。当人的体液呈碱性状态时，脑细胞间传递信息的速度和效果均处于最佳状态，人就变得聪明；而体液呈偏酸性状态时，大脑反应迟钝，动作缓慢，学习和工作的效率均处于低下状态，人就显得笨拙。

众所周知，肉类属酸性食品，摄入人体后会使体液趋于酸性；而蔬菜、水果属碱性食品，摄入人体后会使体液趋于碱性。由此看来，肉食不仅会使人肥胖，也会使人变得迟钝；素食不仅会给人带来健康，也会使人变得聪明。

吃素能让你更健康、更美丽、少患病等。但是，如果长期吃素，则不利于健康。

长期吃素，营养不平衡。如果我们长期吃素，动物蛋白、动物脂肪、脂溶性的维生素得不到补充，人体的免疫功能就会减弱，供给人体的热量也会不足。

长期吃素，营养不完善。虽然粮食、豆类供应了人体所需要的 80% 的热量和 50% 的蛋白质，也是 B 族维生素的重要来源，蔬菜可供应日常所必需的几种维生素（维生素 A、维生素 B_2、维生素 C、维生素 K 等）和矿物质（钾、钙、铁、钼、铜、锰等），果品类也含有丰富的矿物质和维生素，但是，营养仍不够，需要肉类来补充。肉类食品为动物性食品，不仅含有较高的热量、较多的优良蛋白质、丰富的脂类物质，而且含有足量而平衡的 B 族维生素和微量元素。

所以，不必过分追求吃素，要与荤食相搭配。

Q 喜欢吃肉的人怎么提高免疫力？

A 多吃一些家禽肉，能提高免疫力，减少患病概率。

由于家禽肉具有很强的滋补作用，现代社会中每天忙忙碌碌，常处于亚健康状态的白领最好多吃一些，以提高免疫力，减少患病概率。家禽肉具有显著提高免疫功能的效果，这一观点与营养学以及传统的中医理论不谋而合，让我们来认识一下具体的家禽肉。

鸡肉的肉质细嫩，滋味鲜美，适合多种烹调方法，并富有营养，有滋补养身的作用。鸡肉不但适于热炒、炖汤，而且是比较适合冷食凉拌的肉类。

鸡肉蛋白质的含量比例较高，种类多，而且消化率高，很容易被人体吸收利用，有增强体力、强壮身体的作用。鸡肉含有对人体生长发育有重要作用的磷脂类成分，是中国人膳食结构中脂肪和磷脂的重要来源之一。鸡肉对营养不良、畏寒怕冷、乏力疲劳、月经不调、贫血、虚弱等有很好的食疗作用。

鸭肉具有很高的营养价值，含有蛋白质、脂肪、糖类、维生素 B_1、维生素 B_2、钾、钠、氯、钙、磷、铁等成分，有益阴、养胃、补肾、除虚弱、消肿、止咳化痰的作用。凡身体虚弱、患病初愈、体内有热、时常上火者，尤其是一些低热、食少、口干、大便干燥和有水肿的人，食鸭肉最有效；老人、儿童常常阴虚，故应常吃点鸭肉为好。同时，孕妇应该多吃一些鸭肉，因为鸭肉能增强身体的免疫功能，从而加强抗病能力，以利孕期保健。

鹅肉是理想的高蛋白、低脂肪、低胆固醇的营养健康食品。据分析，其蛋白质含量为 17.9%，高于其他畜禽肉，而且含有人体生长发育所必需的各种氨基酸，其组成接近人体所需氨基酸的比例，从生物学价值上来看，鹅肉是全价蛋白质、优质蛋白质。

鹅肉中的脂肪含量较低，仅比鸡肉高一点，比其他肉要低得多。

鹅肉不仅脂肪含量低，而且品质好，不饱和脂肪酸的含量高达 66.3%，特别是亚麻酸含量高达 4%，均超过其他肉类，对人体健康有利。鹅肉脂肪的熔点也很低，质地柔软，容易被人体消化吸收。鹅肉中胆固醇含量低，食品中的胆固醇含量高，容易附在人体血管内壁上，是造成动脉硬化的主要因素，因此，吃鹅肉对预防高血压、冠心病、动脉硬化等有一定的作用。

肉类食用多少最为合适？

 每天 200 克左右为宜，过量食肉会降低人体免疫力。

营养学家经常呼吁：目前，中国人吃肉太多。吃肉多有什么危害呢？除了猪、牛、羊等红肉中脂肪含量过高外，肉类中还含有嘌呤碱，这类物质在体内的代谢中会生成尿酸。尿酸大量积聚，会破坏肾毛细血管的渗透性，引起痛风、骨发育不良等疾病。最新的研究还表明，过量吃肉会降低人体免疫力，使机体对各种疾病难以抵抗。

按照合理的饮食标准，每人每天平均需要动物蛋白44～45克。这些蛋白除了从肉中摄取外，还可以通过牛奶、蛋类等补充。因此，每天最好吃一次肉菜，而且最好在午餐时吃，肉量以 200 克左右为宜。再在早餐或晚餐时补充点鸡蛋和牛奶，就完全可以满足身体一天对动物蛋白的需要了。

吃大蒜真的能提高免疫力吗？

 大蒜具有提高人体免疫力、防癌治癌的作用。

　　研究发现，大蒜中有一种含硫的成分，能够消除致癌物 N - 亚硝基化合物，抑制癌细胞的生长，对癌细胞有杀伤作用。大蒜内还含有丰富的硒，能加速体内过氧化物的分解，减少恶性肿瘤所需的氧气供给，从而起到预防癌症的作用。科学家认为，大蒜对白血病、口腔癌、食管癌、胃癌、乳腺癌、卵巢癌等均有预防作用。当然，偶尔吃一两次大蒜没有抗癌效果，每天吃 10 克左右，长期坚持才能有效。

　　由于大蒜含硫化物，有一种特殊臭味，常让人难以接受。改善方法是先将大蒜切碎，在室温下放置 10 分钟再加热食用。如果未切碎就加热，不能释放大蒜有效成分，失去 90％的药效；如果切碎后再加热，可通过酶的作用释放出有效成分。有效成分一旦形成，就比较稳定，即使加热煮熟仍能保持 60％以上的药理作用。

多喝茶可以提高免疫力吗？

 过多电磁辐射会造成免疫力下降，多喝茶可以减少电磁辐射损伤。

由于工作，每天至少 8 小时的时间坐在电脑前，不得不忍受着大量的电脑辐射，这是许多经常面对电脑工作的人心中的伤痛。过多的辐射会造成人体的免疫力下降、白细胞减少，容易诱发多种疾病。同时，辐射会给人体的循环系统、免疫、生殖和代谢功能都造成一定的损害，增加白血病等血液系统疾病的发病概率。虽然少量的辐射对身体是无害的，但不能因此觉得无所谓，一定要引起重视。

除了在办公桌上放置可以吸收辐射的植物外，我们还可以通过饮茶的方式来减少电磁辐射对身体产生的危害。因为茶叶中富含茶多酚和脂多糖等成分，这些成分可以吸附和捕捉放射性物质，并与其结合后排出体外。酚的作用是抗氧化，可以有效防护人体。

虽说喝茶可以减少电磁辐射对人体的损伤，但不同的茶叶所含的物质有很大差别，喝茶也要有所侧重。

上午一杯绿茶。绿茶中含有强效的抗氧化剂以及维生素 C，不但可以清除体内的自由基，还能分泌出对抗紧张压力的激素。同时，绿茶中所含的少量咖啡因可以刺激中枢神经，振奋精神，所以绿茶最好在白天饮用，以免影响睡眠。

下午一杯菊花茶。菊花有明目清肝的作用，可以用菊花加上枸杞子一起泡来喝，或是在菊花茶中加入蜂蜜，都对解郁有帮助。

疲劳了来一杯枸杞茶。枸杞子含有丰富的 β-胡萝卜素、维生素 B_1、维生素 C、钙、铁等多种物质，具有补肝、益肾、明目的作用。枸杞子本身具有甜味，可以泡茶，也可以像葡萄干一样作为零食吃，对解决"电脑族"眼睛干涩、疲劳都有功效。

晚间一杯决明茶。决明子有清热、明目、补脑髓、镇肝气、益筋骨的作用，可以促进睡眠。

现代药理学的分析研究，发现金银花对葡萄球菌、溶血性链球菌、伤寒杆菌、结核分枝杆菌、肺炎球菌等分泌的毒素有较强的抑制作用。因此金银花已被列入抗菌药物，属于抗生素系列。

孩子喜欢喝饮料，会降低孩子的免疫力吗？

 长期喝饮料会影响孩子的正常发育，白开水是孩子最好的饮品。

如今，市场上的饮料可谓五花八门，各种饮料在宣传的时候都声称具有补充营养、益智健脑等功能，于是，很多家长都让孩子喝饮料，甚至用饮料来取代水。殊不知，人体内水分的来源主要靠喝水，而长期喝饮料会危害孩子的健康，影响孩子的正常发育。

饮料中还含有大量脱水因子，这些脱水因子进入身体后，不仅使进入身体的水迅速排出，而且还会带走体内储备的水，这对孩子的健康来说是大忌。有调查研究表明，经常喝饮料易造成儿童肥胖、营养不良、身体免疫力降低，易患多动综合征，某些特殊饮料还可导致儿童性早熟。

白开水不仅解渴，而且最容易透过细胞促进新陈代谢，调节体温，增加血液中的血红蛋白含量，增强机体免疫功能，提高人体抗病能力。温开水能提高脏器中乳酸脱氢酶的活性，有利于较快降低累积于肌肉中的"疲劳素"———乳酸，从而达到消除疲劳、焕发精神的目的。

那么，孩子应该怎样科学补充白开水呢？白天，我们应在两顿饭期间让孩子适量喝水，大约每隔一小时喝一杯水。

另外，孩子睡前要少喝水，醒后宜多喝水。因为睡前喝太多的水，会造成第二天眼皮水肿，而且，不断起夜，影响睡眠。而经过一个晚上的睡眠，人体会流失很多水分，早上起来需要及时补充。因此，早上起床后空腹喝杯水有益血液循环，也能促使大脑清醒，使这一天的思维清晰敏捷，有助于学习。

经常喝酸奶能提高免疫力吗？

 酸奶可使人体免疫力提高，增强身体抗病能力。

　　酸奶中，乳酸、醋酸等有机酸含量丰富，它们不仅使酸奶具有清爽的酸味，还能抑制有害微生物的繁殖，降低肠道碱性，增加酸性，促进胃肠道的蠕动和消化液的分泌，加速食物营养的分解，使人体吸收率提高。酸奶含钙量丰富，此外，还含有磷、铁等矿物质，有利于保持骨骼的强健与脑神经的健康。酸奶可使人体免疫力提高，增强身体抗病能力，有效抑制肿瘤细胞的生长与扩散，还具有滋润肌肤、美容养颜和防衰老的功效。

　　酸奶中的酪氨酸可以减轻由心理压力过大、高度紧张或焦虑而引起的身体疲劳。因此，饭中饭后喝酸奶，能让上班族放松心情，整个下午都精神抖擞，提高工作效率。

　　需要特别注意的是，胃酸分泌过多的人不适宜喝酸奶。

过敏反应是免疫力提高的表现吗？

 过敏反应是一种病理性的免疫力提高。

很多人都认为过敏反应是人体免疫力提高的表现，是有益处的。其实，过敏反应是一种免疫力提高的反应并不假，但这种提高却是一种病理性的免疫力提高。

正常人体内都有一套生理的保护性免疫反应系统，当外来物质侵入人体时，人体就会通过免疫淋巴细胞产生免疫球蛋白，将入侵物中和或消化掉。而过敏一族，他们的免疫反应灵敏度超出了应有的程度和范围，通常会将一些对人体不会产生伤害的外来物质视作入侵者并对其进行中和或消化，这样就会伤害机体的某些正常功能，从而引发局部甚至全身性的过敏性反应。他们会对花粉、气味、食物、药物，甚至于季节产生过敏反应，而出现打喷嚏、哮喘、瘙痒、荨麻疹等症状。

加大运动量能提高免疫力吗？

 运动过度会降低免疫力，要警惕运动过度的危害。

运动过度是指迫使身体过度劳累，当肌肉与关节感到疲劳酸痛，便无法很好地发挥功能。持续性的过度运动，就会导致身体面临更大的受伤风险，时间长了，还会削弱免疫系统。

运动过度会降低免疫力。加拿大多伦多大学的研究人员表示，适度的运动为每周 3 次有氧运动，太高强度与密集的运动，如每周 5 次或更多的有氧运动，反而会让免疫力下降。

在这个研究中，多伦多大学针对 19～29 岁的平常不常运动者，让他们分别每周进行 3 次或 5 次的 40 分钟有氧运动，连续达 12 周之久。然后，在血液检查中发现，每周三次运动者的 CD16 杀手细胞增加 27%，而每周五次者则只提高 21%，而每周运动五次者，免疫细胞数量竟减少 33%，每周运动三次者则没有改变。

感冒与免疫力下降有关吗？

 感冒是由于人体自身免疫力弱，病毒入侵体内所致。

感冒与自身免疫力下降不无关系。尽管许多人患的是普通感冒而非流感，但同样受到鼻塞、流鼻涕、咳嗽等症状的困扰。感冒并没有特效药可言，主要通过食物和药物的配合，有时仅仅依靠食物的疗养，就能驱逐感冒病毒，重获健康身体。

感冒是由于人体自身免疫力弱，病毒入侵体内所致。风寒感冒患者应忌食生冷瓜果及冷饮；风热感冒发热期患者应忌食油腻荤腥及甘甜品；风热感冒恢复期患者不宜食辣椒、羊肉等热性食物；暑湿感冒患者除忌肥腻外，还应忌过咸食物（如咸菜、咸带鱼等）。

慢性疲劳和免疫功能有关系吗？

 慢性疲劳会引起免疫系统功能失常，从而导致免疫力下降。

　　慢性疲劳症会使人经常性地感觉乏力、疲惫，这是由于疲劳引起的肌肉乏力以及身体的协调不够灵敏导致的。因此，患有慢性疲劳症的人就会表现出疲倦无力、长时间站立不稳、步伐沉重、行动迟缓、腰腿酸软、肌力减退等症状，并且对于精细的工作会感到力不从心。

　　慢性疲劳症还会引起身体免疫系统功能的失常，从而导致免疫力下降，减弱身体对疾病的抵抗能力，进而失去自身的保障，增加患病的概率。免疫系统的健康与否可谓标志着身体的健康状态，而慢性疲劳综合征的出现，则破坏了保证身体健康的屏障。